Meer dan duizend dagen

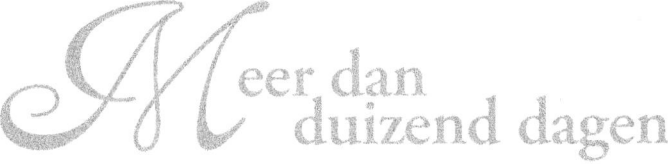

Meer dan duizend dagen

Belevenissen van een huisarts in opleiding

columns van Liesbeth Kooiman
onder redactie van *MedNet*

Bohn Stafleu van Loghum Houten 2008

ISBN 978 90 313 5310 1
NUR 870

Ontwerp en opmaak: Twin Media bv, Culemborg
Foto's: Vincent Boon, Utrecht
　　　　Hans Oostrum, Den Haag

Bohn Stafleu van Loghum
Het Spoor 2
Postbus 246
3990 GA Houten
www.bsl.nl

© Bohn Stafleu van Loghum, onderdeel van Springer Uitgeverij 2008
Alle rechten voorbehouden. Niets uit deze uitgave mag worden verveelvoudigd, opgeslagen in een geautomatiseerd gegevensbestand, of openbaar gemaakt, in enige vorm of op enige wijze, hetzij elektronisch, mechanisch, door fotokopieën of opnamen, hetzij op enige andere manier, zonder voorafgaande schriftelijke toestemming van de uitgever. Voor zover het maken van kopieën uit deze uitgave is toegestaan op grond van artikel 16b Auteurswet 1912 j° het Besluit van 20 juni 1974, Stb. 351, zoals gewijzigd bij het Besluit van 23 augustus 1985, Stb. 471 en artikel 17 Auteurswet 1912, dient men de daarvoor wettelijk verschuldigde vergoedingen te voldoen aan de Stichting Reprorecht (Postbus 3051, 2130 KB Hoofddorp). Voor het overnemen van (een) gedeelte(n) uit deze uitgave in bloemlezingen, readers en andere compilatiewerken (artikel 16 Auteurswet 1912) dient men zich tot de uitgever te wenden.

Samensteller(s) en uitgever zijn zich volledig bewust van hun taak een betrouwbare uitgave te verzorgen. Niettemin kunnen zij geen aansprakelijkheid aanvaarden voor drukfouten en andere onjuistheden die eventueel in deze uitgave voorkomen.

Inhoud

Huisartsenpraktijk
Schroom en vertrouwen	11			
Moeders geruststellen	13			
Risicofactor	15			

Afdeling spoedeisende hulp
Geheugen 18
Meekijken in elkaars keuken 20
Dapperheidsdiploma 22
Parels op het werk 25
Verwijzen 27
Puzzelen 29
Kracht 32

Hospice
Verstaan 36
Balanceren 39

Afdeling psychiatrie
Onomatopee 45
Het zagen verdelen 47
Inkleuren 49

Plattelandspraktijk
De eerste visite weer 54
Psychische hygiëne 56
Rapportcijfer 59
Een subtiel spel 61
Op reis 64

Stadspraktijk
Dynamisch vak 68
De puber 70
De grens bereikt 72
Verschil 75
Huiselijk geweld 77
Geef het door 79
IJsbreker 82

Verpleeghuis
Levenskunst 86

Afronding
Inhoud en vorm 90
Droom waarmaken 92
Valkuil 94

Voorwoord

Na meer dan duizend dagen huisarts in opleiding zit het er bijna op, schrijft Liesbeth Kooiman, columnist van MedNet Magazine in een van haar columns. Nog niet ingebed in een praktijk, nog zonder vaste patiëntenpopulatie waaraan ze gehecht is en zonder duizend verplichtingen, ligt een toekomst als huisarts voor haar open. Maar ze kiest ervoor om eerst een oude droom waar te maken; een periode bijdragen aan de ontwikkeling van kwalitatief goede gezondheidszorg in de tropen.

De trouwe lezer van de columns van Liesbeth Kooiman heeft haar in drie jaar naar dit moment zien toegroeien. Via een solopraktijk in de provincie en een half jaartje poortwachten op de spoedeisende hulp, richting een hospice in Groot-Brittannië, een Nederlandse plattelandspraktijk en een verpleeghuis om uiteindelijk in Mozambique uit te komen.

Het boekje dat voor u ligt bundelt alledaagse praktijkverhalen uit de opleidingstijd van een jonge arts. Verhalen waaruit al snel blijkt dat de schrijfster ervan een gedegen huisarts zal worden. Verhalen ook waarin ze haar onzekerheid als beginnend arts durft te laten zien. Juist daarom is *Meer dan duizend dagen, belevenissen van een huisarts in opleiding* zo herkenbaar voor (huis)artsen die dezelfde weg gaan of hebben gegaan. Tegelijkertijd zal ook de leek zich in de praktijkverhalen van de columniste herkennen. Dat en de prettig leesbare stijl maakt het boekje toegankelijk en onderhoudend voor iedereen die wel eens in de spreekkamer van een huisarts is.

Marjan Enzlin, hoofdredacteur MedNet.

Inleiding

Schrijven over mensen die ziek zijn, vereist grote voorzichtigheid. In de spreekkamer is er vertrouwelijkheid en alleen op basis van die vertrouwelijkheid kan een patiënt zijn probleem vertellen. Mijn columns zijn dan ook gebaseerd op de praktijk van alledag, op gebeurtenissen die inspiratie geven tot een verhaal. De verhalen op zich zijn nooit dé waarheid. Schrijven is een creatieve aangelegenheid waarbij ervaringen verwerkt worden tot een verhaal. Schrijven is daarmee vergelijkbaar met schilderen waarbij kleuren gemengd en gecombineerd worden tot een beeltenis ontstaat. Zo zijn ook mijn ervaringen tijdens de huisartsopleiding gemengd tot de columns waaruit deze bundel bestaat.

Onderling kennis en ervaring delen, is één van de bijzondere aspecten van het artsenvak. Het helpt om betere artsen te maken als problemen gedeeld en besproken worden. Artsen worden geschoold volgens de laatste inzichten, volgens wetenschappelijke richtlijnen en de nieuwste ontwikkelingen. Maar aan de basis van dit alles staat de inspirerende collega. De huisarts of specialist die net even meer vertelt dan in de boeken staat, die onzekerheid durft te bespreken en de jonge collega de ruimte geeft om zich te ontwikkelen. Die vertrouwen geeft en bereid is vergissingen of verkeerde inschattingen te bespreken en de lessen die daaruit geleerd zijn te delen. Op die manier kan gezondheidszorg ook verbeteren en kan vakmanschap overgebracht worden aan degene die in opleiding is. Een speciale dank aan hen die daaraan bijgedragen hebben, is hier op zijn plaats.

Liesbeth Kooiman
Mozambique, mei 2008.

Huisartsen-
praktijk

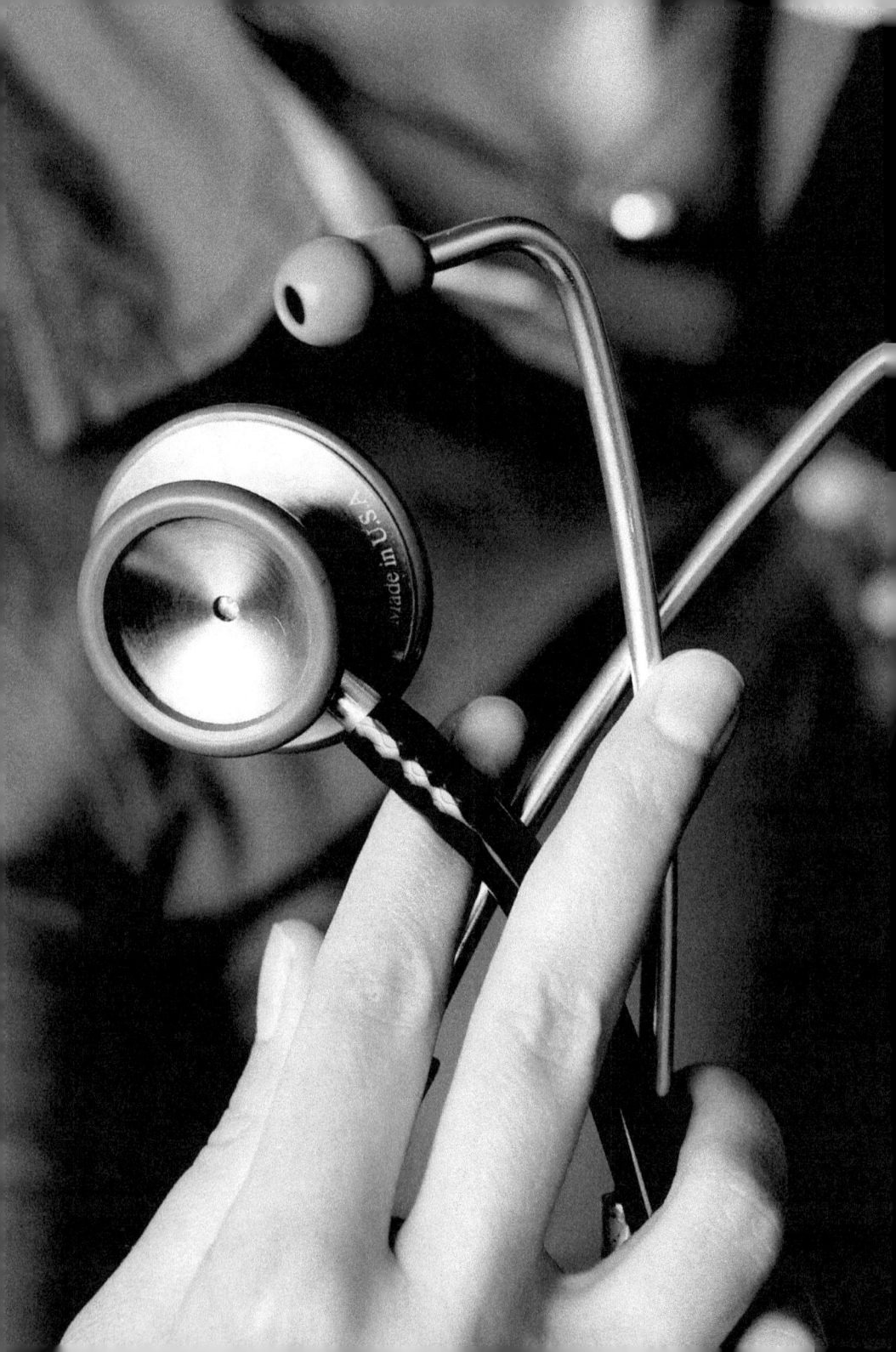

Schroom en vertrouwen

*A*ls jonge vrouwelijke huisarts in opleiding voldoe ik niet aan het beeld dat de meeste mensen van een huisarts hebben. Een grijze man met bril past daar beter bij. Zo zag het overgrote deel van de huisartsen er tot een aantal jaar geleden ook uit. Zeker in de solopraktijk waar ik nu werk, in een historische stad in Zeeland, was dat het geval. Zo gebeurt het dat oudere mannen soms schrikken als ze in de wachtkamer zitten en ik hen binnenroep. Ze waren akkoord gegaan om bij de huisarts in opleiding te komen, maar hadden niet verwacht dat deze een vrouw was. Zo ook laatst een man van middelbare leeftijd. Hij schrok dat ik jong en vrouw was, maar toen ik hem aanbood dat hij ook naar mijn opleider kon gaan, koos hij er toch voor om zijn verhaal bij mij te doen. Het was een uitdaging om in die sfeer het consult te beginnen. Wat als ik geen antwoord wist op zijn vraag? De eerste paar minuten sloeg hij steeds zijn handen voor zijn gezicht, een paar keer herhalend 'hoe hij dit nu weer moest vertellen'. Hij was ontzettend gespannen en herhaalde een paar keer dat hij niet vreemd was gegaan, al jaren gelukkig getrouwd zelfs. En nu een probleem had. Sinds een week had hij kleine rode bobbeltjes in zijn liezen. Waar konden die nu vandaan komen? Hij wilde meteen een antwoord op zijn vraag. Maar ik vroeg door, getraind door de opleiding om mensen vooral eerst zelf te laten praten, en luisterde rustig. Hij pakte uiteindelijk een potje uit zijn tas en zei dat hij een beest had

> *H*ij ging opgelucht en dankbaar de deur uit en ik was tevreden

los gepulkt uit een van die bobbels. Mijn tropische interesse was gewekt, welke smakelijke worm of insect zou daar nu inzitten? Maar het was een teek. De man had gekampeerd op de Veluwe, met zijn vrouw, en daar heerlijke wandelingen gemaakt. Toen ik hem verzekerde dat de uitslag in zijn liezen door tekenbeetjes kwam en niets met een soa te maken had, viel een last van hem af. Hij ging opgelucht en dankbaar de deur uit (met instructies om de plekjes in de gaten te houden!) en ik was tevreden. Ondanks de schroom die hij eerst had tegenover een jonge vrouw, had ik toch zijn vertrouwen gewonnen.

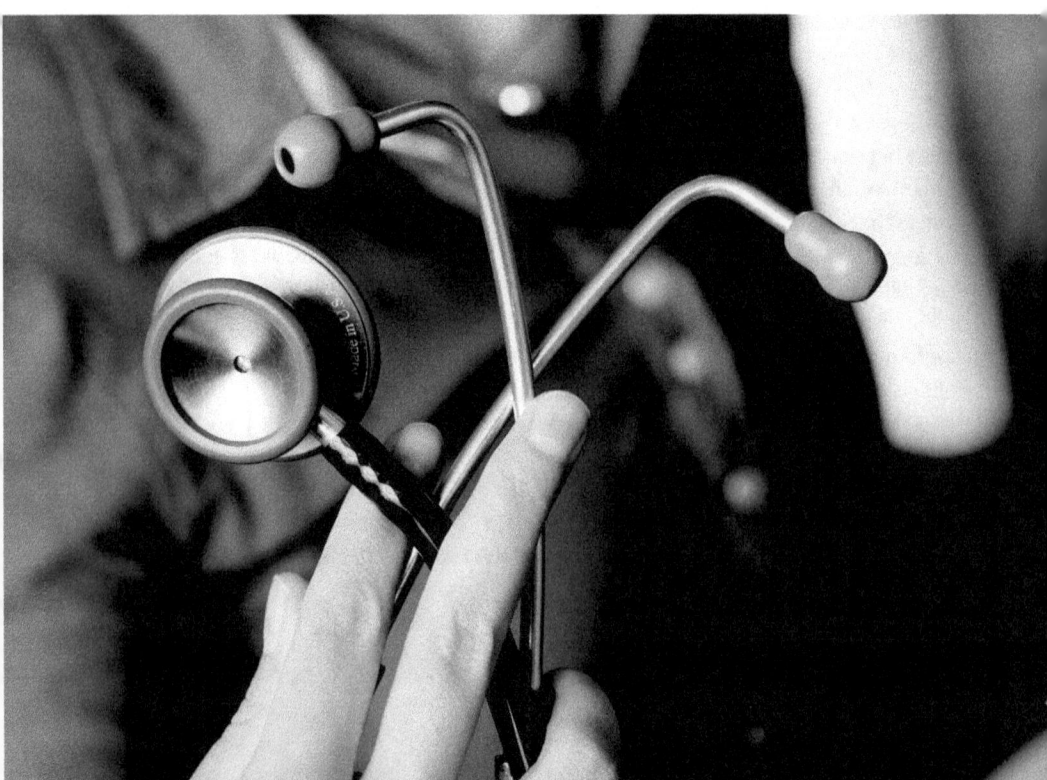

Moeders geruststellen

Een belangrijke taak van de huisarts is mensen geruststellen. Als huisarts in opleiding is het vaak moeilijk om dit overtuigend te doen. In het begin ontbreekt ervaring met alle variaties die nog binnen het normale vallen. De moeilijkste categorie mensen om gerust te stellen vind ik jonge moeders, zowel aanstaande als met kroost. Zelf heb ik nog geen kinderen en mijn vriendinnen beginnen er langzamerhand aan. De variatie die binnen het normale valt, vind ik dus moeilijk te bepalen. Natuurlijk ken ik het belang van het niet-pluisgevoel van de moeder en dit vormt dan ook een belangrijke aanwijzing tijdens het consult. Nu ik in de loop van het jaar de patiënten leer kennen, wordt ook het palet van soorten moeders duidelijk. Dat kan variëren van een moeder die zeer ongerust is bij elk niesje van het kind, tot en met eentje die een week koorts van het kind negeert en dan nog vraagt of ik naar haar eigen pijnlijke been wil kijken, terwijl de kinderarts al op het kind wacht.

In de eerste weken van mijn opleiding kwam een vrouw op het spreekuur met haar vierjarige zoontje. Zij maakte zich ongerust omdat hij een paar dagen verkouden was. Ik kon haar niet voldoende geruststellen. De opleider werd erbij gehaald; hij vertelde haar dat zijn kinderen dat ook wel eens hadden en dan vanzelf weer opknapten. Ze was tevreden en ging weer weg. Een volgende keer kwam ze vanwege bloedverlies in haar prille zwangerschap. Ze zocht in haar tas (bij vrouwen zit altijd alles onderin die tas) en vond wat ze wilde laten zien: een in een tissue verpakt maandverbandje dat ze uitpakte en openvouwde. Ik zag een druppeltje bloed. Dit wees niet op een dreigende miskraam. De vrouw keek me met haar grote blauwe ogen aan en er lag veel spanning op haar gezicht. Ik wist in een fractie van een seconde dat ik nu heel duidelijk en krachtig moest zeggen dat dit niet verontrustend was. Gelukkig lukte dat. Ze was ontzettend opgelucht en het geheel verdween weer in haar tas. Intussen vraag ik me af hoe ik zou reageren, als mij dit zelf zou overkomen.

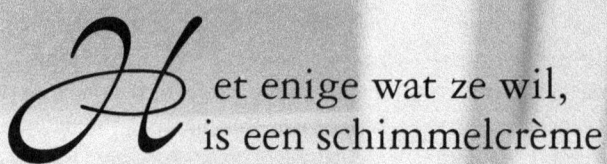

Het enige wat ze wil,
is een schimmelcrème

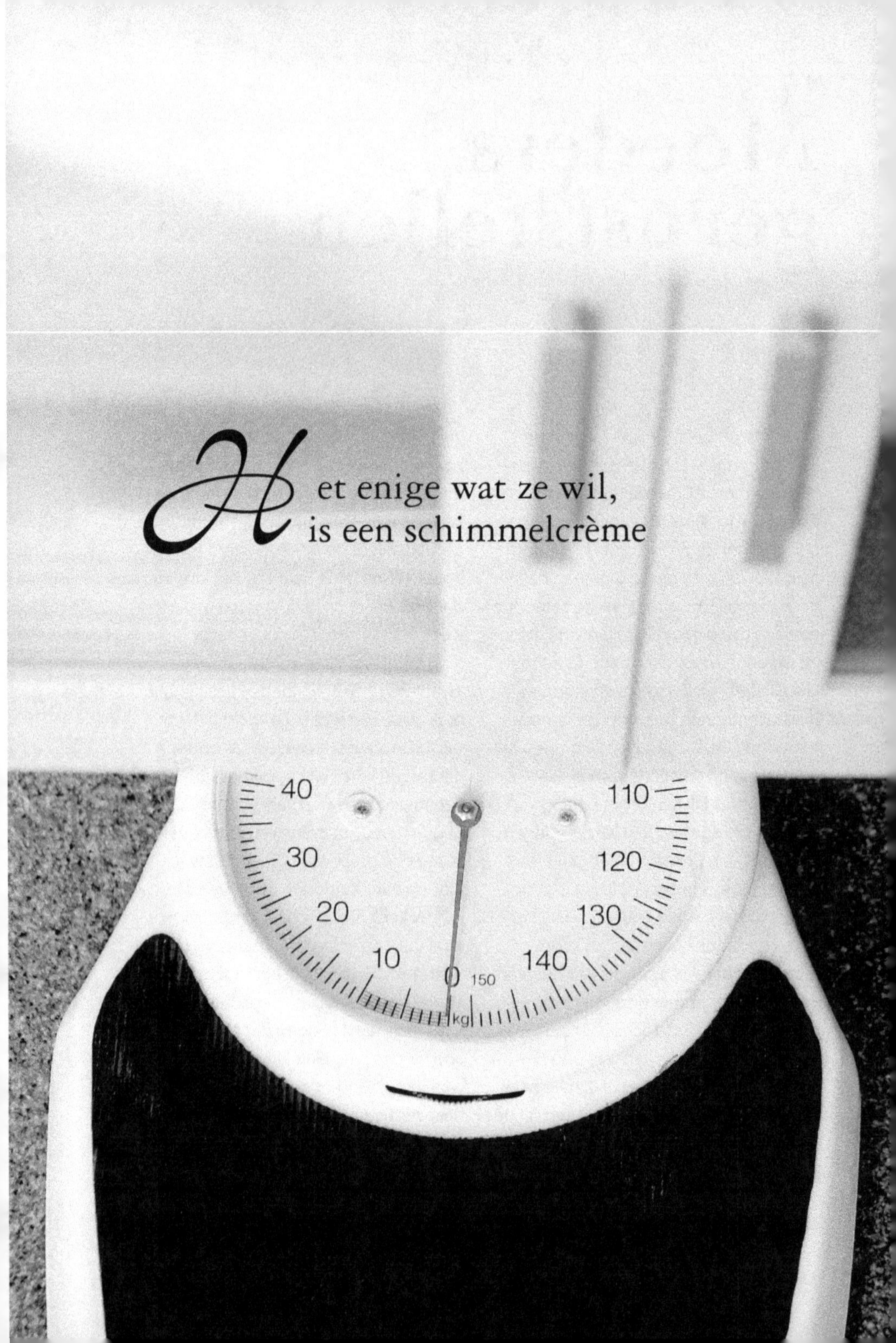

Risicofactor

Ze ligt in haar smoezelige jurk op de bank. Volgens de Queteletindex hoort ze in de categorie extreme obesitas. In huis hangt de karakteristieke geur van mensen die zichzelf en hun kleding niet regelmatig wassen – het ruikt er zurig, muf en naar schimmel. Ze glimlacht en haar onderste en enige tandenrij wordt zichtbaar. "Dokter, ik heb weer van die uitslag", meldt ze. De smetplekken zitten op de gebruikelijke plaatsen en tussen de extra lichaamsplooien op haar buik. Uiteraard heeft ze suikerziekte, maar voor haar geen regelmatige controles en bemoeienis van dokters. Af en toe neemt ze haar medicijnen, maar meestal niet. "Allemaal gif en ik voel me beter zonder", vindt ze. Als ik het belang van antidiabetica probeer uit te leggen, wuift ze haar hand, "Ja ja, dat weet ik allemaal wel. Als ik me niet lekker voel, neem ik die wel zoals het op dat doosje staat. Geeft u nog een andere crème?" Ik leg haar de oorzaak van de schimmelinfectie uit, waar een schimmel van houdt en geef de algemene hygiënische adviezen. Weer onderbreekt ze me: "Ja ja, dat weet ik ook al. Maar ik kan die trap toch niet op om zo vaak te douchen. Nee ik wil niemand hier in huis om te helpen wassen, al die vreemde mensen over de vloer." Eigenlijk weet ze alles al, de gevaren van suikerziekte, de oorzaak van de schimmelinfecties. Het enige wat ze wil, is een schimmelcrème. Dat is de hulpvraag en verdere bemoeienis wordt weggewimpeld. Ik schrijf een recept en groet haar. Bij het wegfietsen denk ik er nog over na: haar suiker is ongeregeld, de schimmel groeit weelderig en ze baadt in haar zwaarlijvigheid. In deze tijd wordt zij beschouwd als een liggende risicofactor voor hart- en vaatziekten, een ware gruwel voor de protocollen van de diabetesrichtlijn. Ik zou er ongelukkig van kunnen worden, omdat ze niet beweegt en niet afvalt, en omdat haar HbA1C niet is zoals het hoort. Maar ik zie in haar ook de mens, die het recht heeft zich aan de preventieve geneeskunde te onttrekken. Ongrijpbaar voor onze maten en getallen, voor onze risicoprofielen. Zo blijft zij in haar smoezelige jurk op de bank liggen.

Afdeling spoedeisende hulp

Geheugen

Sinds kort werk ik op de spoedeisende hulp van een middelgroot ziekenhuis. Als onderdeel van de huisartsopleiding ben ik een half jaar poortarts, om ervaring met acute ziektebeelden op te doen. Van een arts die meestal alleen in de spreekkamer werkt, vorm ik nu onderdeel van een team. Dat betekent dat ik even moet aftasten wie wat wanneer doet. Als de situatie het toelaat, storten verpleegkundigen, röntgen- en labmensen zich namelijk als eerste op de patiënt. Geroutineerd doen zij hun handelingen volgens protocol. Daarna kan ik de patiënt bekijken. Zo kom ik bij een oude dame die is ingestuurd vanwege pijn op de borst. Ze heeft nu geen drukkend gevoel op de borst meer en eigenlijk nergens last van. Haar zoon zit op een krukje aan het voeteneinde en schudt regelmatig zijn hoofd als hij haar verhaal aanhoort. Het tijdsbesef van de dame blijkt niet te kloppen met de realiteit. Toch woont ze nog alleen thuis, zou ze voor zichzelf koken en is er geen hulp in huis. De generalist borrelt in mij, want hier is niet alleen een cardiaal probleem. Als poortarts word ik geacht naar haar hart te kijken en niet naar de mens in al zijn facetten, dus ik ga over op het lichamelijk onderzoek. Tijdens het luisteren naar de longen blijk ik ineens uitzicht te hebben op de thoraxfoto. De crepitaties links onderin komen overeen met de sluiering op de foto. Zo'n snelle bevestiging van een vermoeden heb ik niet eerder gehad. Vervolgens is het wachten op alle uitslagen en in die tijd voer ik de gegevens in de computer in. En ik loop drie keer terug naar de patiënt, want in alle tumult vergeet ik naar allergieën te vragen, weet ik niet waar de bloeddruk is opgeschreven, waar de temperatuur staat genoteerd. Ik ben gewend zelf te meten en op te schrijven. In overleg met de cardioloog wordt de dame opgenomen, de verpleging zal het verder regelen en dirigeert me naar een volgende patiënt, die hinkend binnenkomt. Toch ga ik nog even terug naar de oude dame en geef het advies om met de geheugenproblemen naar de huisarts te gaan.

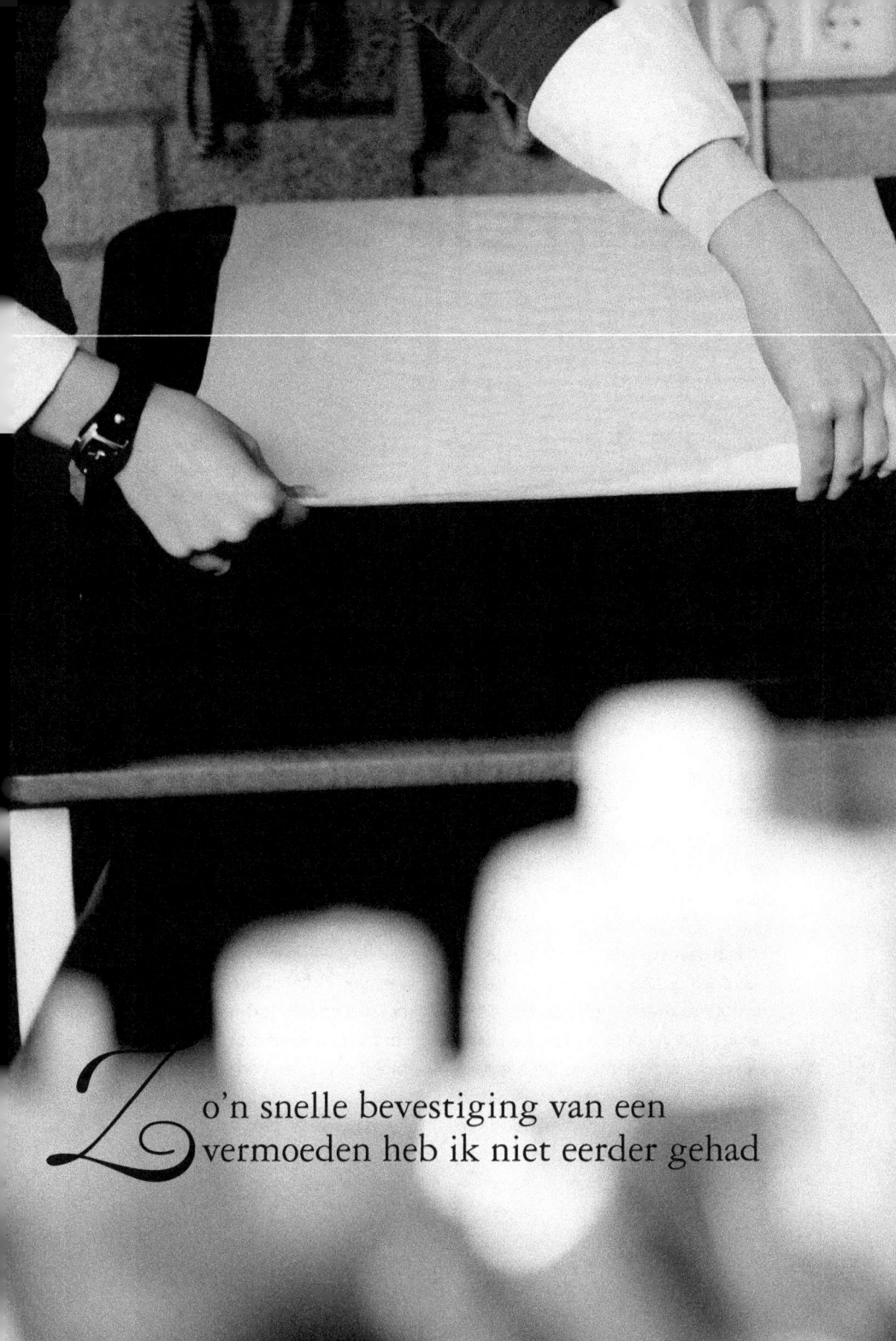

Zo'n snelle bevestiging van een vermoeden heb ik niet eerder gehad

Meekijken in elkaars keuken

"Waarom heeft die huisarts niet eerder ingestuurd?" Met enige regelmaat lanceren specialisten deze vraag op de spoedeisende hulp. Inderdaad is het verleidelijk deze vraag te stellen als een ziektebeeld zich uitbundig presenteert of als de diagnostiek rond is. Maar het lastige en meteen uitdagende van het huisartsenvak is het filteren van ware pathologie uit de vele gepresenteerde klachten. De specialist krijgt het filtraat en kan daarmee gericht aan de slag. Zo was onlangs een bejaarde vrouw door de huisarts ingestuurd vanwege acute hevige pijn in het hele been. Een van pijn verschoten dame vertelt dapper haar verhaal. Ze blijkt sinds vijf maanden zeurende pijn in de linker heup te hebben. In het begin was de pijn alleen bij bewegen aanwezig waardoor ze er eigenlijk weinig acht op had geslagen. "Lopen deed steeds meer pijn en toen ben ik naar de huisarts gegaan. Die zei dat het slijtage was en dat dacht ik ook. Dus toen het erger werd, dacht ik dat het erbij hoorde. Ik moest blijven lopen, nou daar ging ik dan. Maar gisteren voelde ik ineens bliksemschichten in mijn hele been terwijl ik toch echt niet kleinzerig ben. Ik heb vandaag toch maar gevraagd of hij wou komen." De huisarts constateert bij haar een forse beperking in mobiliteit van de linker heup en bovendien een zeer pijnlijk linker been. Hij vertrouwt het niet en vraagt de orthopedisch chirurg te beoordelen. Op de SEH wordt bloed geprikt en een verhoogde bezinking doet vermoeden dat er iets aan de hand is. Op de röntgenfoto is een deel van de heupkom verdwenen. Verder onderzoek wijst uit dat een tumor zich een

Maar wie van de vele bejaarden met pijn in de heup heeft daar een tumor?

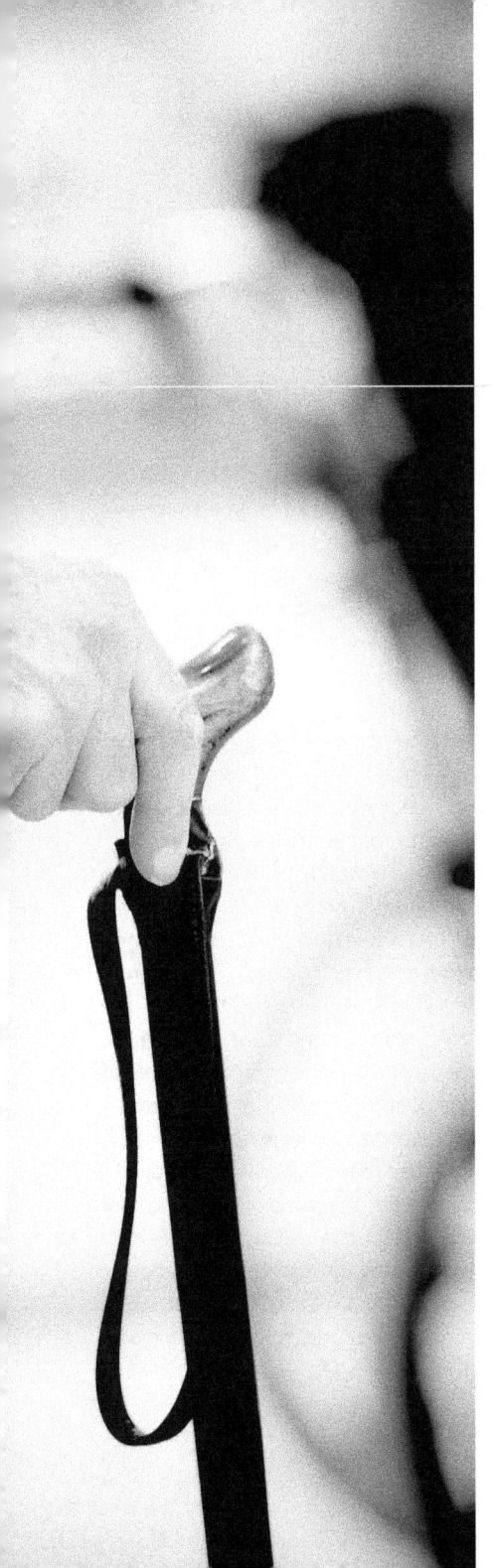

weg knaagt door een grote zenuw. Een en ander ontlokt bij de specialist de vraag waarom de huisarts de vrouw niet eerder heeft ingestuurd.

Maar wie van de vele bejaarden met pijn in de heup heeft daar een tumor? Dat is nu juist precies het moeilijke van het huisartsenvak. Als je lang in het ziekenhuis werkt, wordt het waarschijnlijk steeds moeilijker voor te stellen hoe het is om als huisarts te werken. Het zou daarom goed zijn als specialisten eens een dag meelopen met de huisarts. En andersom ook. Enerzijds is het voor de huisarts goed om met een specialist veel pathologie te zien. Het kan een opfrisser zijn en de huisarts opmerkzaam maken op alarmsymptomen. Anderzijds kan de specialist in de huisartsenpraktijk zien hoe vaak de huisarts de vraag bij zichzelf stelt wie wel en wie niet in te sturen. Zo ontstaat meer begrip voor elkaars werk en wordt hopelijk de drempel lager om met elkaar te communiceren. Dit laatste komt ook de patiënt ten goede want uiteindelijk hebben beide partijen hetzelfde doel: zorg voor de patiënt.

Dapperheids-
diploma

Hij komt in ok-tenue aanlopen. Eén blik op de röntgenfoto. "Tja, die pols heeft een knakje. Ik ben nu aan het opereren, dus jij moet daar maar even een duw op geven. Je legt de arm zo, gedraaid en dan kort met je volle gewicht drukken, even krachtig. Gips. Foto na gips even laten zien. Lukt dat?" Het principe is me duidelijk.

Het overkomt iedere arts dat je een handeling voor het eerst moet uitvoeren, het liefst met een gezicht alsof je het al vaker hebt gedaan. Sommigen met bravoure vinden het een geweldige kick om iets meteen zelfstandig te doen, anderen werken liever volgens het principe 'kijken, eentje onder begeleiding en dan zelf'. Ik hoor bij die laatste categorie. Dit kan echter niet altijd en dan is het zaak om even dapper te zijn als de patiënt die het moet doorstaan. Als ik door de lange en donkere gang terugloop naar de SEH, voel ik de uitdaging. De patiënt is een jongen van acht jaar, hij moet nog groeien en een leven lang met zijn pols doen.

Het is belangrijk om die goed te zetten. In de kinderkamer ligt de jongen te bekomen van de schrik. 's Avonds lekker schaatsen op de ijsbaan met vriendjes, een onbewaakt ogenblik en een val. Hij hoort 'krak' en komt op de SEH, zijn pols dragend met zijn andere hand. Het onderzoek laat een matige zwelling van de pols en asdrukpijn zien. Samen met de verpleegkundigen beoordeel ik de röntgenfoto, met een radiologieboek erbij; de stand lijkt toch niet recht. Gelukkig is de chirurg 'in huis' en na zijn uitleg weten we wat te doen. Het is nu belangrijk kordaat te zijn. Ik ga naast de jongen zitten, kijk hem aan en leg uit wat we gaan doen. Mijn ervaring is dat je tegen kinderen goed kunt zeggen dat het even pijn doet. Zijn moeder zit naast hem en hij knijpt wat harder in haar hand als ik klaar ben met mijn verhaal. Gelukkig bedenk ik dat een harde ondergrond handig zou zijn, dus we leggen nog een plank onder zijn arm. De jongen geeft geen kik als ik met al mijn kracht een ferme duw geef. Snel en vakkundig gipst

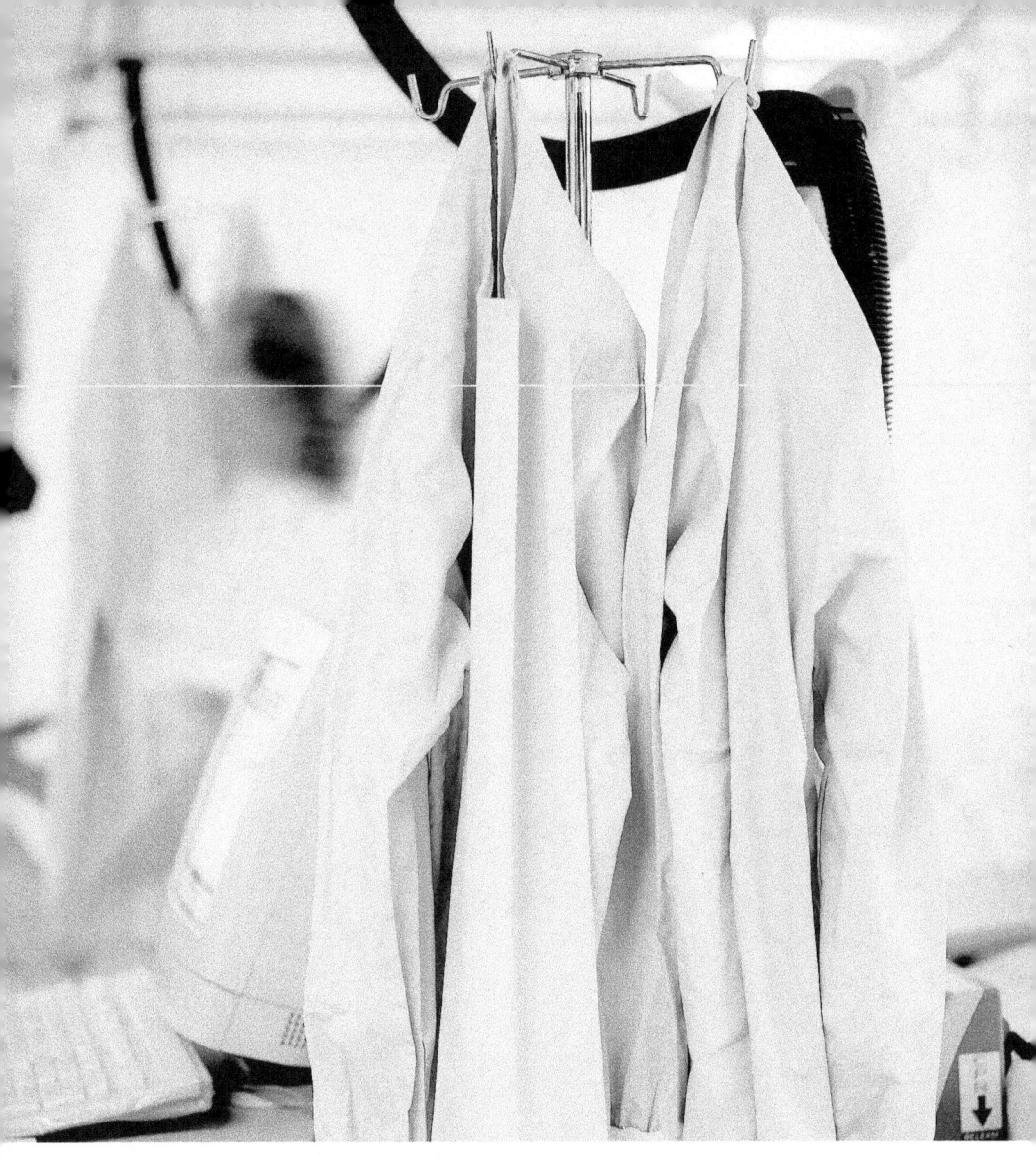

de verpleegkundige de pols. We prijzen de jongen dat hij zo goed heeft meegewerkt en hij glimlacht breed als hij het 'dapperheidsdiploma' krijgt.
Intussen ben ik heel benieuwd naar de röntgenfoto. De pols blijkt goed te staan en via de operatieassistent krijg ik te horen dat de chirurg tevreden is. De gang lijkt licht en minder lang als ik terugloop.

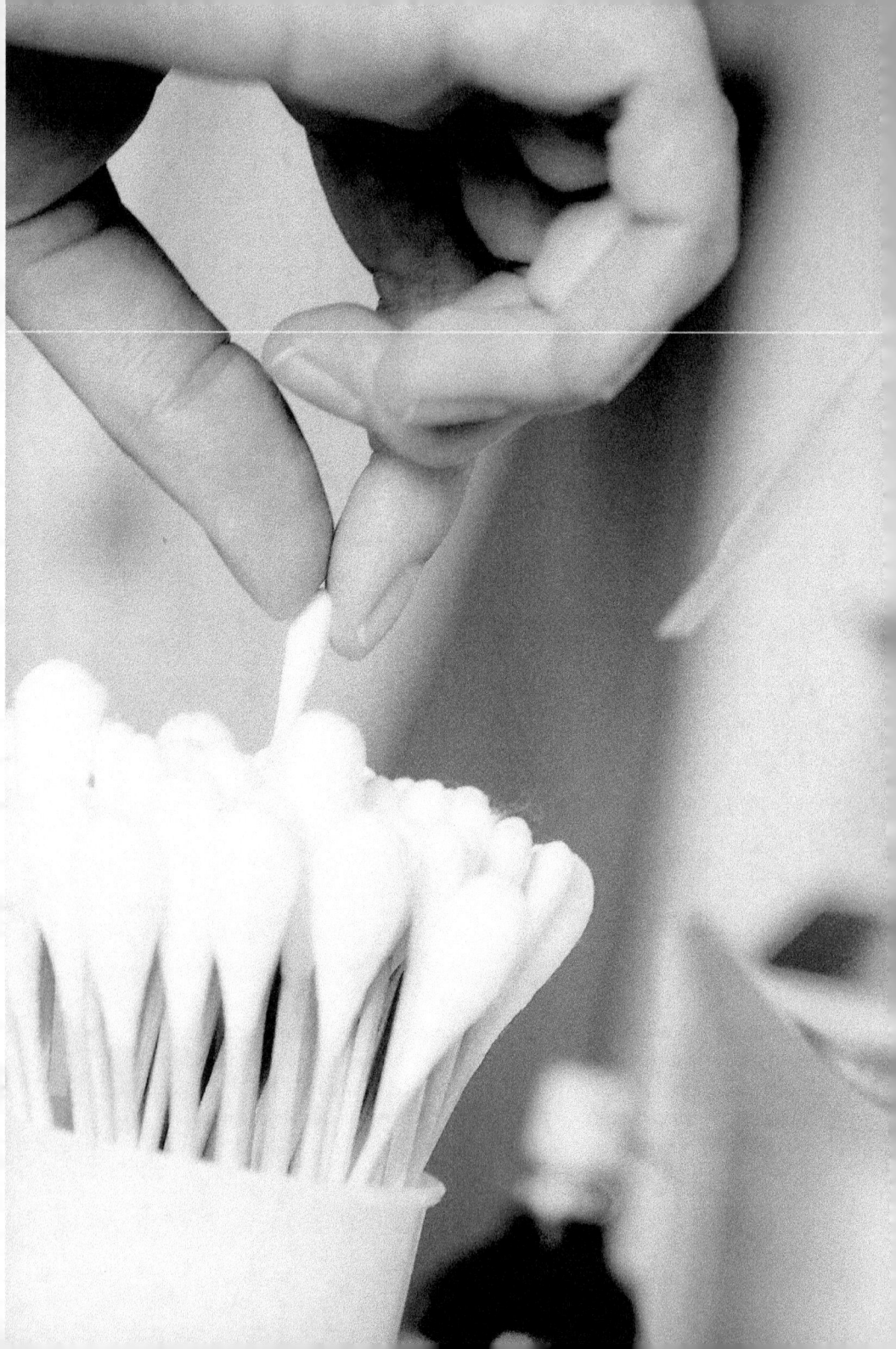

Parels op het werk

Op de SEH komen ook mensen met moeilijke karakters, hypochonders of zeuren. Meestal is angst de reden voor hun gedrag. Als zij weg zijn, krijg ik achteraf regelmatig van collega's te horen dat zij zo blij zijn dat ze geen huisarts zijn, omdat je dan heel vaak 'dat soort mensen' ziet.

Maar natuurlijk bestaat de patiëntenpopulatie van een huisarts niet alleen uit tweeduizend louter hypochondere, zeurende mensen! Integendeel. Wat ik me van het eerste jaar van de huisartsopleiding herinner, is dat een klein groepje mensen regelmatig komt. Het is soms een kunst om hier mee om te gaan.

Maar tegenover die energievragende staan de energiegevende mensen. Dat zijn de mensen die je graag bezoekt, waar het niet erg en zelfs fijn is als ze bellen voor een visite of als ze op de spreekuurlijst staan. Mensen die ook over andere dingen dan hun ziekte praten, of mensen met veel humor bijvoorbeeld. Dat zijn de parels van de praktijk.

Op de SEH komen bepaalde mensen ook regelmatig terug, maar helaas zijn dit meestal automutilerenden. Nu is het steeds opnieuw hechten van iemand die zichzelf herhaaldelijk verwondt weliswaar goed voor mijn vaardigheid hechten, maar eigenlijk een intens triest gebeuren. Gelukkig komen er ook pareltjes op de SEH en als het rustig is, is er tijd om daarvan te genieten.

"Mijn hele leven ben ik vrijgezel geweest en eigenlijk wel gezond. Behal-

> *De jongen geeft geen kik als ik met al mijn kracht een ferme duw geef*

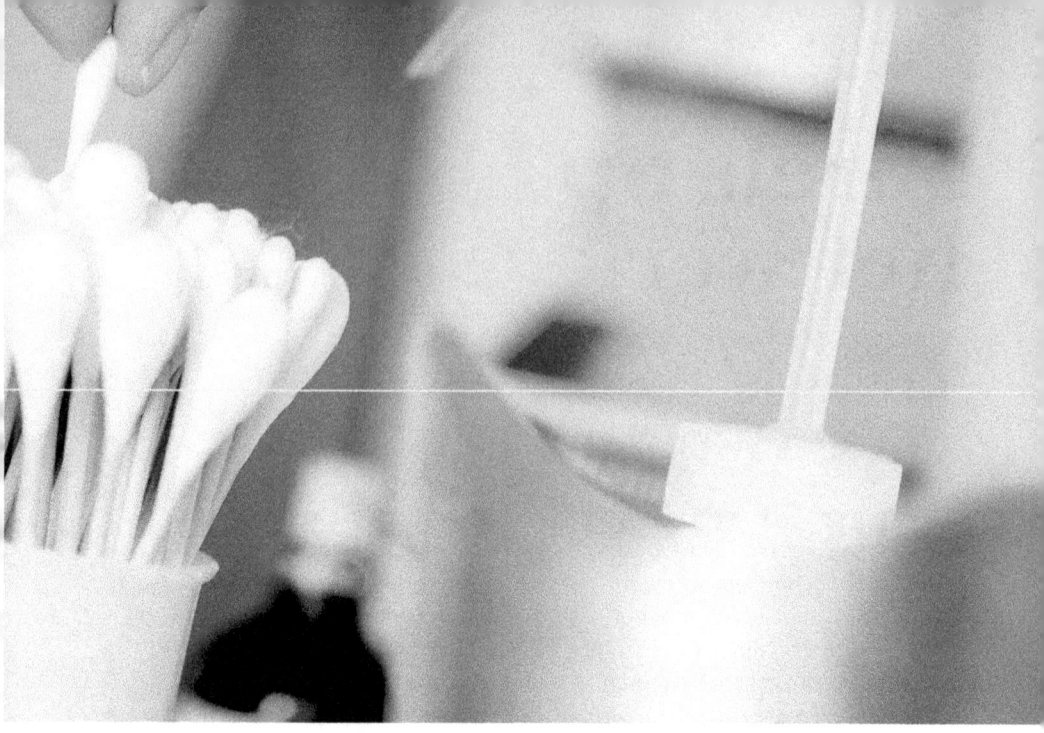

ve de blinde darm, die is er in 1935 uitgehaald, maar die kon ik wel missen", vertelt een patiënt. Op mijn vraag of hij nog weet dat de eerste wereldoorlog uitbrak, kijken zijn ogen langs me heen, in de verte. "Ja, toen was ik zeven. Hoewel Nederland neutraal bleef, weet ik toch dat mijn vader en ooms er veel over spraken, 's avonds, voordat ik ging slapen." Een uur eerder is hij binnengebracht met de ambulance omdat de acute urineretentie thuis niet opgeheven kon worden. Ook ons kost het moeite. Pas bij de derde poging lukt het de erbij geroepen uroloog dan toch. De patiënt knapt op en is weer 'de oude' zoals hij zelf grappend verklaart. Omdat het nog even duurt voordat hij terug kan naar het verzorgingshuis, ga ik nog met hem praten. Uiteraard heeft hij me eerst een paar keer voor zuster aangezien. Pas nadat ook de uroloog heeft gezegd dat ik arts ben, zegt de man dokter tegen me, iets wat bij heel oude mensen normaalgesproken moeilijk te vatten is. Hij blijkt kwiek en scherp van geest en hij vertelt wat over vroeger. Een monument van levende geschiedenis. Hij klimt zelf over op de brancard als de ambulanciers hem weer ophalen. Ik vind het jammer dat hij vertrekt en ik verheug me erop dat ik straks in de huisartsenpraktijk dit soort mensen weer vaker mag zien.

Verwijzen

Halverwege de vrijdagavond komt een groepje jongemannen de SEH binnen. We weten dat ze slaags zijn geraakt met een andere groep. Enigszins opgefokt en uitgelaten komen ze verhaal halen. Ze moesten op de huisartsenpost een uur wachten voordat ze geholpen zouden worden. Daarom komen ze nu bij ons. Eén van de verpleegkundigen staat ze te woord en legt uit dat ze eerst naar de huisarts moeten. Die verwijst eventueel naar de SEH. Eigenlijk vind ik dat ik de patiënt ook had kunnen zien – het is immers rustig en op de huisartsenpost is het kennelijk druk. Maar om precedentwerking te voorkomen, houden we ons aan de regels. Na ruim een uur komen ze terug. De huisarts vertrouwde de zwelling aan de basis van de pink niet. We laten de patiënt binnen, terwijl zijn vrienden wachten. "Ik heb tegen de muur geslagen, weet je, ik was echt kwaad. En dan nog heen en weer lopen naar die huisarts en naar hier, ik heb er echt genoeg van, weet je, wat is er met die hand?" Hoewel zijn taal bedreigend en staccato is, voel ik me niet onveilig. Ik onderzoek de hand en leg hem uit waarom we een foto gaan maken. Inderdaad blijkt de basis van het middenhandbeentje gebroken, een klassieke boksersfractuur. Alleen slaan boksers meestal niet tegen een muur, maar goed. De jongen wordt gegipst en bedankt uiteindelijk vriendelijk als hij weggaat.

Na afloop van de dienst rijd ik 's nachts alleen naar Rotterdam. Als ik in de stad voor een stoplicht sta, loopt ineens een jongeman met een bebloed hoofd voor mijn auto. ABC-stabiel. Hij ziet mijn blik en komt op me af. De mensen in de auto's naast me doen alsof ze niets zien. Ik vergrendel mijn deur. Als hij begint te praten, doe ik toch maar het raam een stukje open. "Ik ben in elkaar geslagen en mijn mobieltje ook, ik moet bellen." Hij kijkt verwilderd. Terwijl ik mijn telefoontje pak, zie ik het bloed over zijn gezicht lopen en bedenk me. "Je moet naar het ziekenhuis gaan, hier achter", zeg ik. "Ik moet bellen, je moet me helpen. Nie-

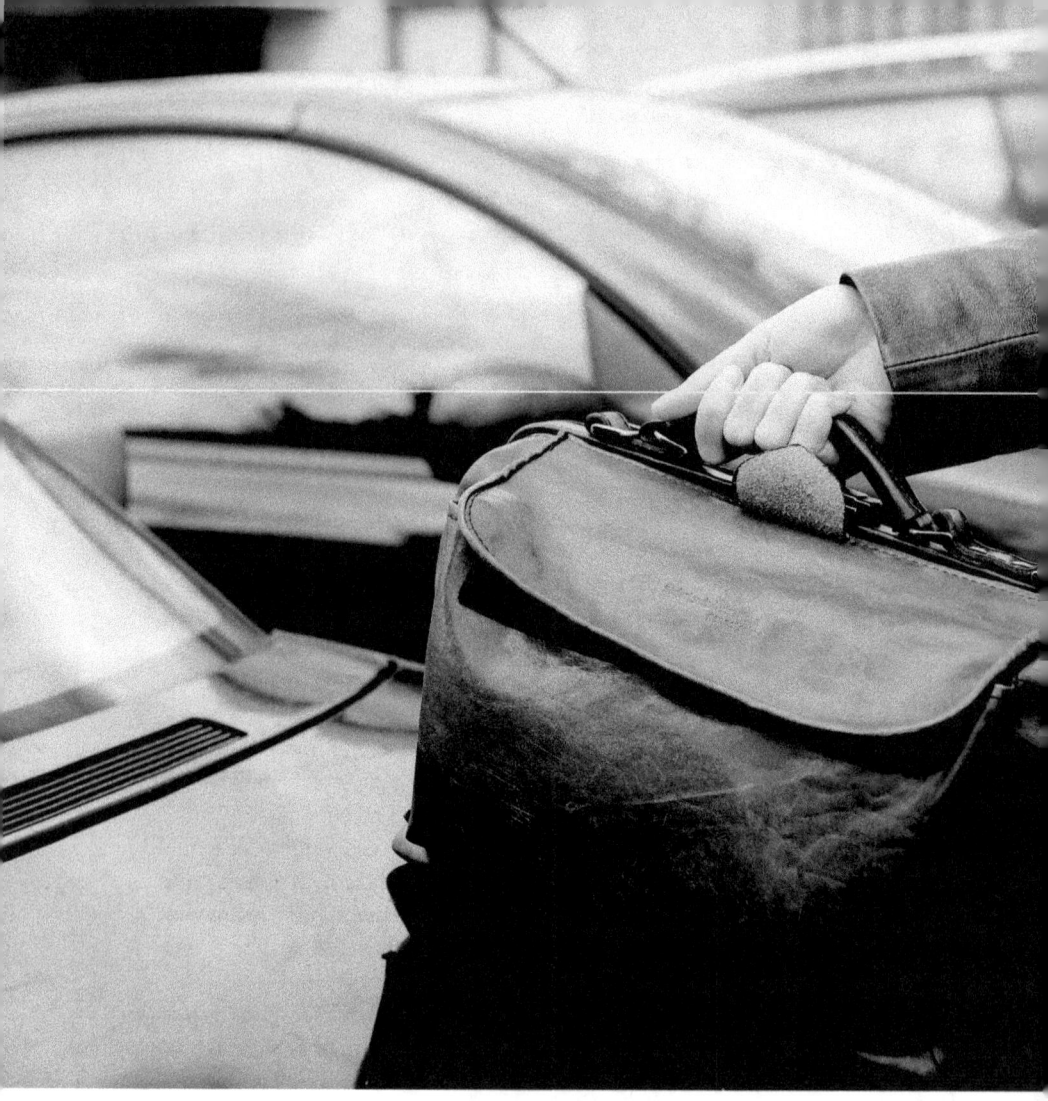

mand wil me helpen", klaagt de jongeman. Ik zie inmiddels voetgangers bij het stoplicht staan: "Ga naar hen toe, en vraag of ze je helpen." Hij loopt weg en ik rijd door. Wat een verschil met mijn werk. Daar behandel ik dit soort mensen. En nu stuur ik hem weg omdat ik als vrouw, alleen, in mijn autootje, midden in de nacht, in Rotterdam zit. Van alle gedachtes die daarna passeren, is er ten slotte één die voldoening geeft: ik heb doorverwezen naar mensen die op dat moment beter konden helpen. Zoals het een huisarts betaamt.

Puzzelen

*D*e ambulancetelefoon gaat. De melding betreft een man van zestig jaar, die van zijn motor is gehaald door de politie. Hij slingerde gevaarlijk over de weg. Hij was eerst meegenomen naar het bureau, maar de alcoholspiegel bleek nul. Vanwege sufheid wordt hij naar de SEH gebracht. Als de man op de SEH is, kan hij me niet vertellen wat er is gebeurd. Hij praat over motoren, over een verjaardag en hij lijkt steeds in slaap te vallen. Bij het lichamelijk onderzoek vertoont hij geen tekenen van uitval. Sterker nog, ik word bijna over het bed getrokken als ik vraag of hij zijn arm naar zich toe wil trekken. De kracht, het gevoel en de reflexen zijn normaal. Mijn eerste gedachte, dat hier sprake is van een CVA, laat ik tijdelijk varen. Er zijn geen aanwijzingen voor een epileptische aanval, dus ik ga op zoek naar meer puzzelstukjes door met zijn inmiddels binnengekomen echtgenote te praten. Zij vertelt dat haar man hoofdpijn heeft sinds hij zijn hoofd gestoten heeft aan een keukenkastje. Hij had een grote buil op zijn hoofd. Maar haar man was ook veranderd in zijn gedrag en vermoeid. Ze vertrouwde het niet en had steeds geprobeerd hem naar de huisarts te krijgen, maar hij wilde niet en zeker niet samen met haar.

Uiteindelijk gaat de brede Harley-Davidsonliefhebber in een weekend naar de HAP, omdat hij de hele nacht

> *I*k word bijna over het bed getrokken als ik vraag of hij zijn arm naar zich toe wil trekken

niet heeft geslapen van de hoofdpijn. Hij vindt het verschrikkelijk bij de huisarts te zitten en ook nog op zondag. "Dokters zijn mensen waar je vandaan moet blijven, maar mijn vrouw stuurt me", meldt hij. Moeizaam komt er een verhaal: "Ik heb hoofdpijn die niet te harden is, sinds drie weken en ik ben moe, moe. Heeft u daar niet iets voor?" Hoe hij de klacht gepresenteerd heeft, weet ik niet. Lichamelijk onderzoek laat geen neurologische afwijkingen zien en onder verdenking van een sinusitis krijgt hij een antibioticakuur mee. Nog een paar weken houdt de hoofdpijn aan, hij wordt steeds vermoeider en afstandelijker. Zijn vrouw is radeloos, voorvoelt dat er iets aan de hand is, maar ze krijgt hem niet nog een keer naar de huisarts. Hij gaat 's middags gewoon zijn rondje rijden op de motor, het is immers mooi weer.

Ook nu wij hem op de SEH onderzoeken, is er geen uitval, maar de puzzelstukjes gaan langzaam passen. De man blijkt bloedverdunners te gebruiken. De neuroloog komt en we brengen de man naar de CT-scan. De puzzel is gelegd en we zien waarom er geen verschil is tussen links en rechts: hij heeft een dubbelzijdig subduraal hematoom.

Achteraf is de combinatie bloedverdunners, stoten van het hoofd en hoofdpijn met gedragsverandering, een zogenaamde rode vlag. Maar als de jou onbekende zwijgzame binnenvetter op de HAP voor je zit, is het een kunst om daar achter te komen.

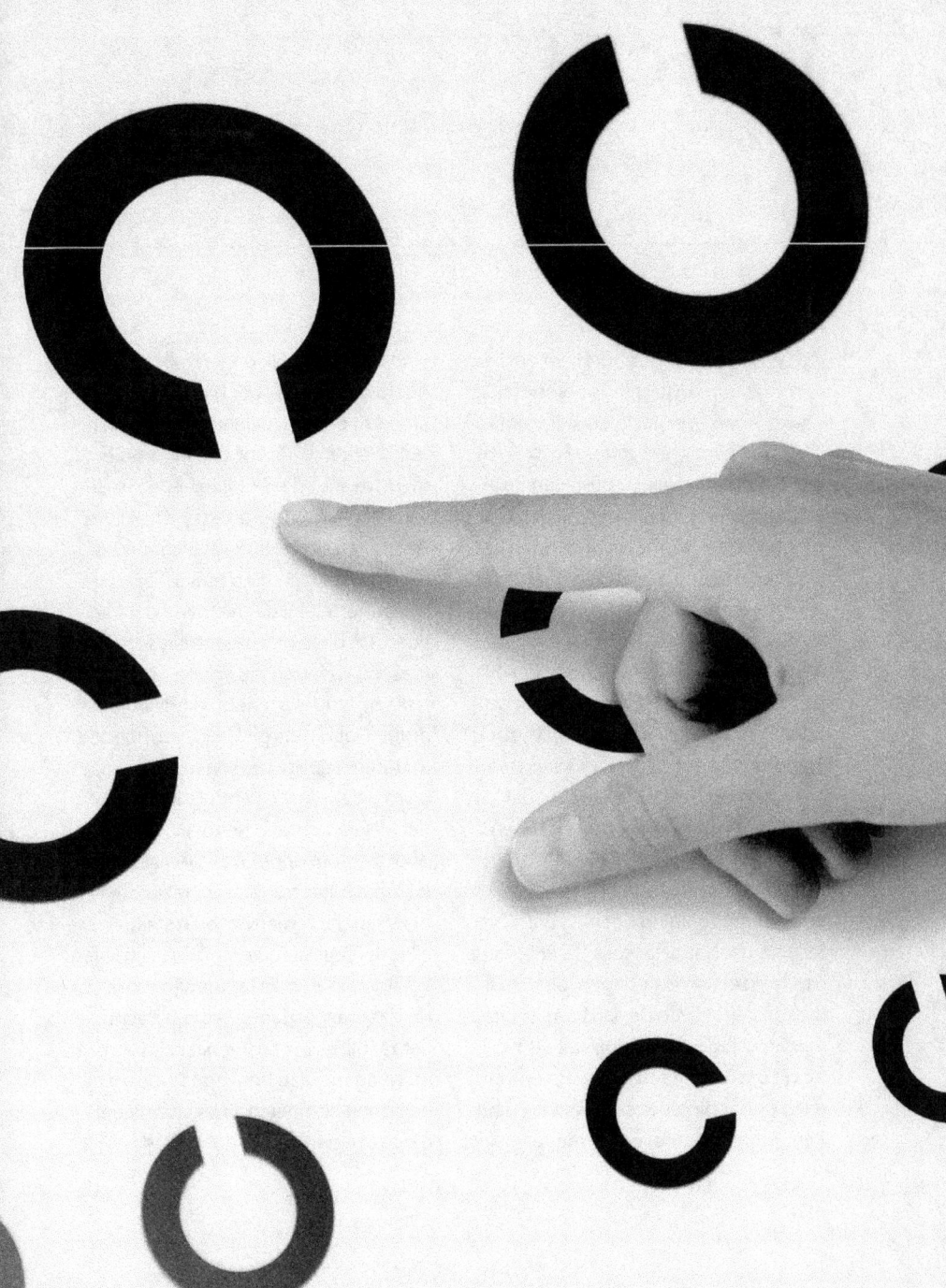

Kracht

Kaalgeschoren en gekleed in joggingpakken zien ze er niet bepaald vriendelijk uit. Drie mannen staan aan de SEH-balie: "We zijn in elkaar geslagen door zinloos geweld en er moet nu een dokter naar ons kijken." Onrustig lopen ze heen en weer en ze hebben moeite om alle gegevens die nodig zijn voor de inschrijving te geven. Eén voor één worden ze binnengelaten. Degene die ik behandel, is zestien jaar, een jongen eigenlijk nog. Aanvankelijk is hij wantrouwend en wat agressief als ik vraag wat er is gebeurd. "Waarom vraag je dat, dat heb ik toch al verteld, gozers hebben ons zomaar aangevallen, we liepen gewoon, kregen klappen uitgedeeld, hier en hier, en toen ging het licht uit." Ik vertel hem dat het belangrijk is dat ik weet hoe hij in elkaar is geslagen, om een indruk te krijgen van de aard van het trauma. Gelukkig kalmeert hij wat als hij merkt dat ik hem serieus neem en vertelt hij waar hij precies geraakt is en hoe. Zijn verhaal komt overeen met wat ik vind bij lichamelijk onderzoek: een hoofdwond waardoor hij onder het bloed zit en verschillende kneuzingen. Het hechten verloopt zonder problemen. Na afloop kijkt hij tevreden in de spiegel naar zijn verbonden hoofd. Als ik hem ten slotte een wekadvies meegeef, omdat hij buiten bewustzijn is geweest, vertelt hij dat niemand dat kan doen. Hij blijkt niet meer thuis te wonen maar bij vrienden die er 's nachts op uit trekken. Sinds kort gebruikt hij ook drugs. Dat hij iets gebruikt, vermoedde ik al. Zijn gejaagdheid en de blik in zijn ogen wezen in die richting. Ik zie ook dat hij van zichzelf vriendelijk is maar door het spul opgefokt is geraakt. Misschien dat het me daarom raakt om te beseffen dat hij aan de wieg staat van ellende. Veel ellende. Hij geeft zijn leven een vorm die op korte termijn rooskleurig lijkt maar op lange termijn destructief zal blijken. Ik luister naar zijn verhaal en vraag me af in hoeverre ik me met hem mag bemoeien. Ik laat hem een nacht opnemen voor het wekadvies aangezien hij geen echt thuis heeft. Voordat hij wordt opgehaald door de verpleging, houd ik hem een spiegel voor: "Wat wil je met je leven doen?" Hij kijkt naar beneden, wrijft in zijn handen. "Een baan zoeken en gaan werken, zoiets." Aanvankelijk ben ik tevreden, want dat is wat ik wilde horen. Hij wordt weggereden in het bed en ik ga naar de volgende patiënt. Later besef ik dat de kracht van drugs waarschijnlijk sterker zal zijn dan mijn ene vraag.

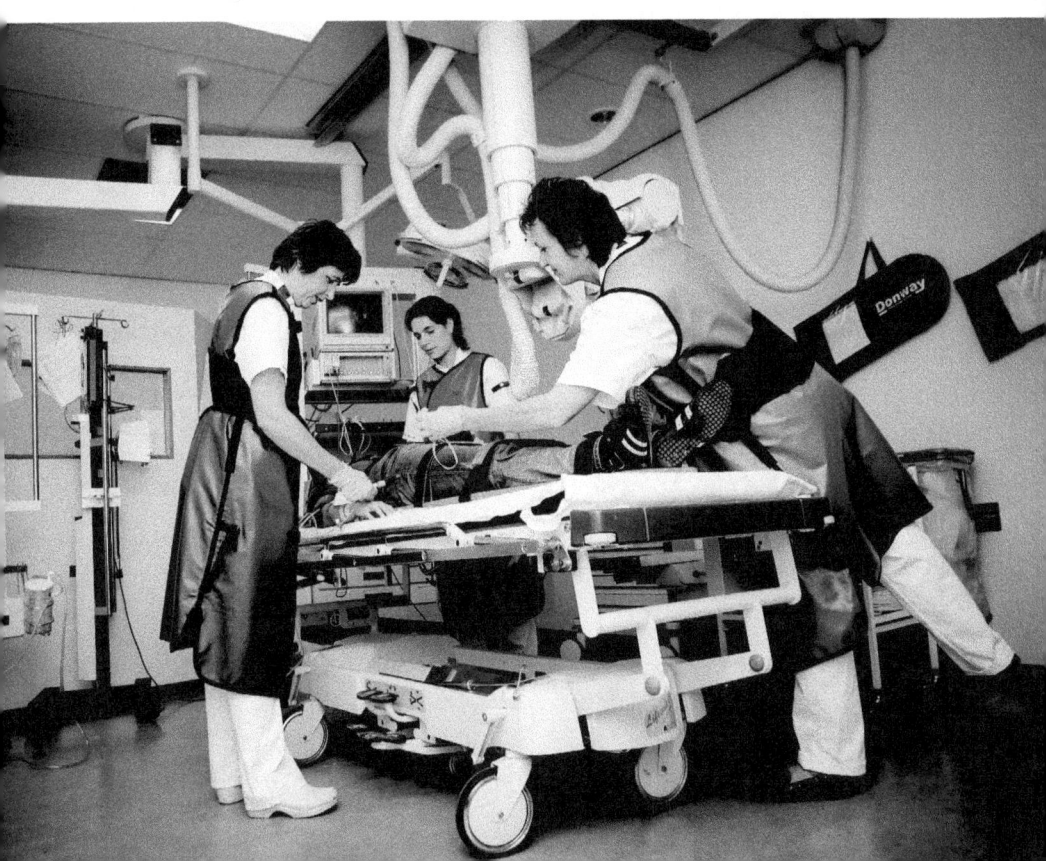

Hospice

Verstaan

"De patiënt vertelt ons wat hij heeft, luister goed." Deze wijsheid staat in verschillende tekstboeken over het afnemen van de anamnese. Dat dit een uitdaging is, blijkt uit het volgende.

Momenteel werk ik drie maanden in een hospice in Engeland. Iedere ochtend wordt in een team besproken welke patiënten in aanmerking komen voor opname. In de helft van de gevallen betreft het een instelling op maximale palliatieve therapie, in al haar facetten, waarna de patiënt weer naar huis kan gaan. In de andere helft betreft het stervensbegeleiding. Er zijn dagelijkse opnames en patiënten blijven in principe niet langer dan twee weken. Vandaag wordt een vrouw voorgedragen die longkanker heeft en sinds twee weken paniekaanvallen. Het lukt de huisarts en de wijkverpleegkundige niet om de paniekaanvallen onder controle te krijgen. Daarom wordt zij voorgedragen voor opname, in de hoop dat het multidisciplinaire team een behandeling kan bieden. Afgelopen nacht was de situatie thuis zo onhoudbaar dat zij in allerijl naar de spoedeisende hulp is gebracht. Na een uur werd zij weer naar huis gestuurd omdat het ECG goed was. Nu de situatie thuis onhoudbaar lijkt, wordt zij toegelaten.

Een paar uur later zit zij voor me. Een bleke lieve vrouw van 65 jaar, gespannen en kortademig. Zij is enigszins

> *Haar prognose is hiermee aanzienlijk slechter dan voorheen gedacht*

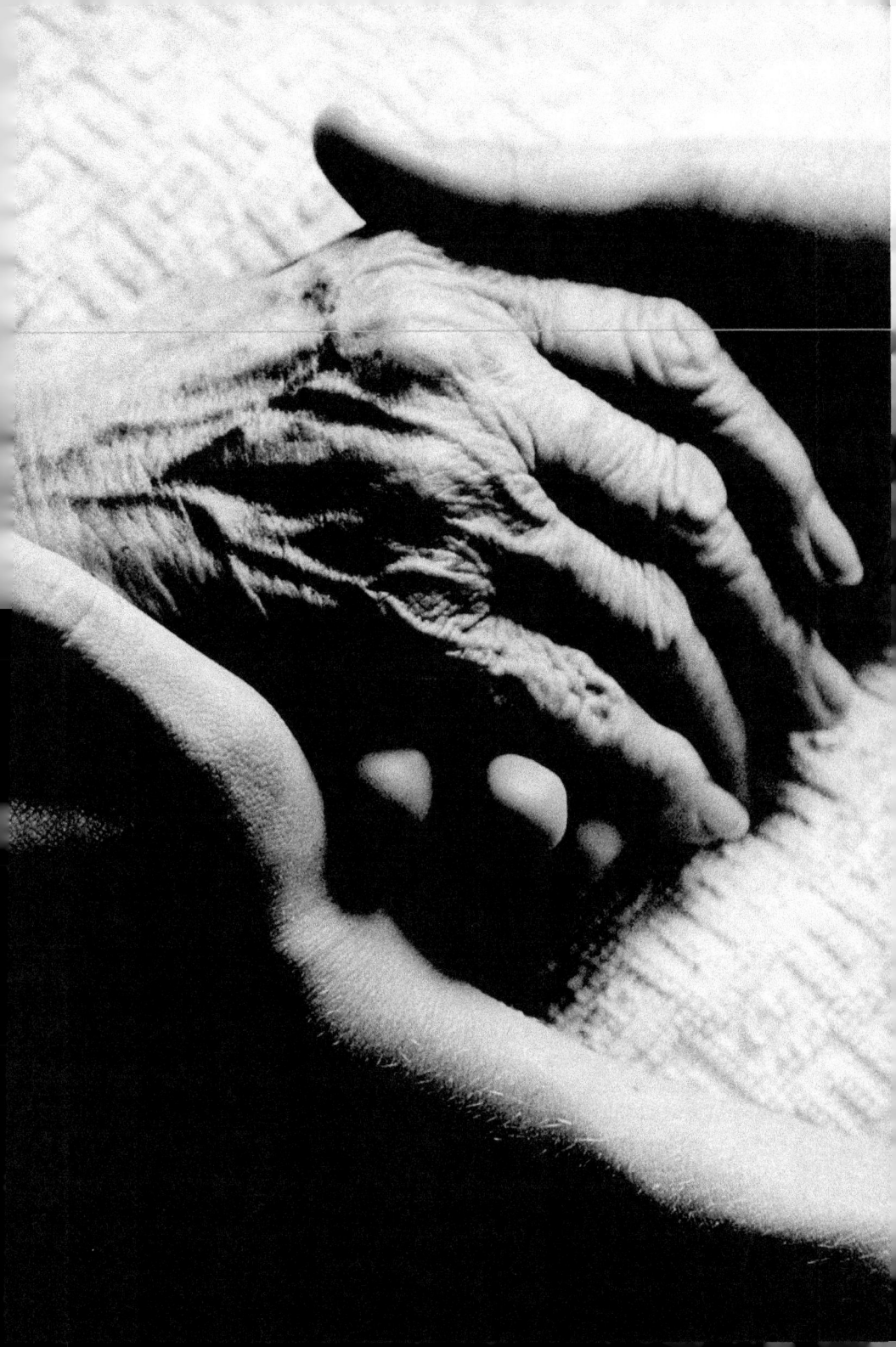

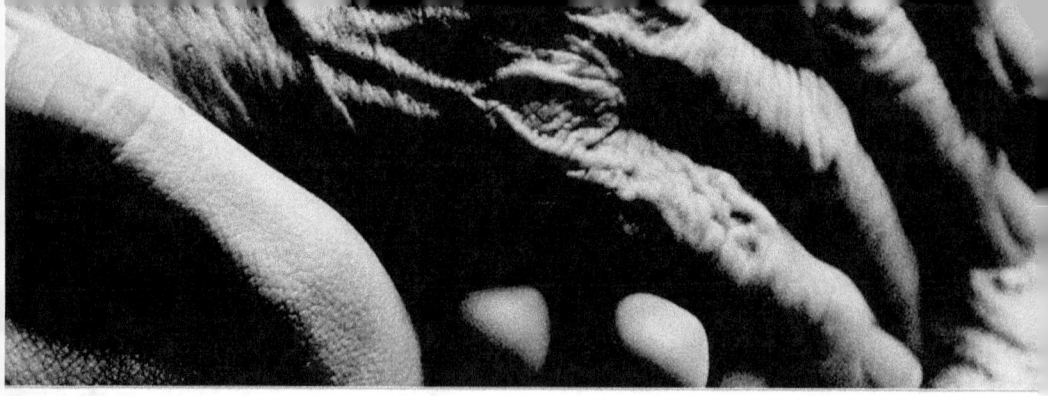

ontdaan door alle commotie na het bezoek aan de SEH van afgelopen nacht en ontzettend moe. "Het begint in mijn linker been en het gevoel klimt langzaam omhoog, naar mijn borst. Tintelingen. Het lijkt alsof er tien mensen op drukken. Dan is het niet meer te houden, ik heb het gevoel alsof ik stik. Ik ben niet bang om dood te gaan, maar dit is heel eng. Het gebeurt bijna om de dag", vertelt mevrouw. Ik probeer erachter te komen of het de kortademigheid is, die haar angstig maakt of iets anders. "Ik word erdoor overvallen, alsof het buiten me om gebeurt." Haar partner beaamt dit en vertelt hoe zij een week eerder uit de stoel viel tijdens een aanval.

Tijdens het overleg met de specialist palliatieve geneeskunde gaan we alle behandelmogelijkheden na, zowel medicamenteus als daarbuiten. De meerwaarde van het hospice is de mogelijkheid van een holistische aanpak en de benodigde mensen daarvoor binnen handbereik. Gespecialiseerd verpleegkundigen, psychische ondersteuning, geestelijk verzorger, ook familieondersteuning – allemaal zijn ze beschikbaar om met de patiënten te praten. Er wordt op de deur geklopt, het is de partner van de vrouw. "Zij gaat een paniekaanval krijgen, haar linkerbeen begint weer te tintelen. Kom gauw kijken."

Bij binnenkomst is het een diagnose à vue. De vrouw ligt met trekkingen zijwaarts gebogen in haar stoel. We geven haar medicatie waarna zij uit het insult komt en in slaap valt. We nemen de partner apart en vertellen hem het slechte nieuws. Insulten ontstaan in deze fase van longkanker wijzen op hersenmetastasen. Haar prognose is hiermee aanzienlijk slechter dan voorheen gedacht. Twee weken zijn deze aanvallen door iedereen voor paniekaanvallen gehouden en door mijzelf vanmiddag ook. De patiënt vertelt je wat zij heeft en het is een kunst om dat te verstaan.

Balanceren

"Meer wil ik niet weten, dank je. Wat er allemaal gaat gebeuren, wat me te wachten staat. Ik wil het niet weten." Met de armen over elkaar en zijn hoofd van me afgewend kijkt de stervende man uit over de tuin. Ik heb hem verteld dat we er alles aan doen om zijn grote angst te voorkomen. Voor ik kan uitleggen hoe we dit zullen aanpakken, onderbreekt hij me. Het gesprek is afgelopen en voor ik hem weer spreek, is hij overleden.

We zijn een lange weg gegaan, de medewerkers van het hospice en hij. Toen hij een paar weken geleden werd opgenomen, leerden we een 70-jarige man kennen die zijn hele leven sportman en trainer is geweest. Met de nodige uren in de sportkantine. Bij opname vertelde hij over zijn ziekte. "Het is een slapende kanker in de long. Ik ben al vele jaren onder controle van de oncoloog en die zegt dat het goed gaat. Op gewicht komen, weer energie krijgen en dan weer naar huis, dat is wat ik van jullie verwacht." Op dat moment is het niet gepast meteen de werkelijkheid op hem los te laten. De volgende dag biedt hij echter een opening. "De zusters hebben de hele nacht het raam opengelaten. En kijk..., nu heb ik bloed opgehoest, dat is nog nooit gebeurd. Ik slaap nooit met het raam open. Ik ben me rot geschrokken. Wat moet ik nu doen?" Het is een prachtige voorzet, ik neem de pass. "Ik denk niet dat het bloed ophoesten door het

Al gauw kom ik erachter dat het verwerkingsproces er een van hollen en stilstaan is

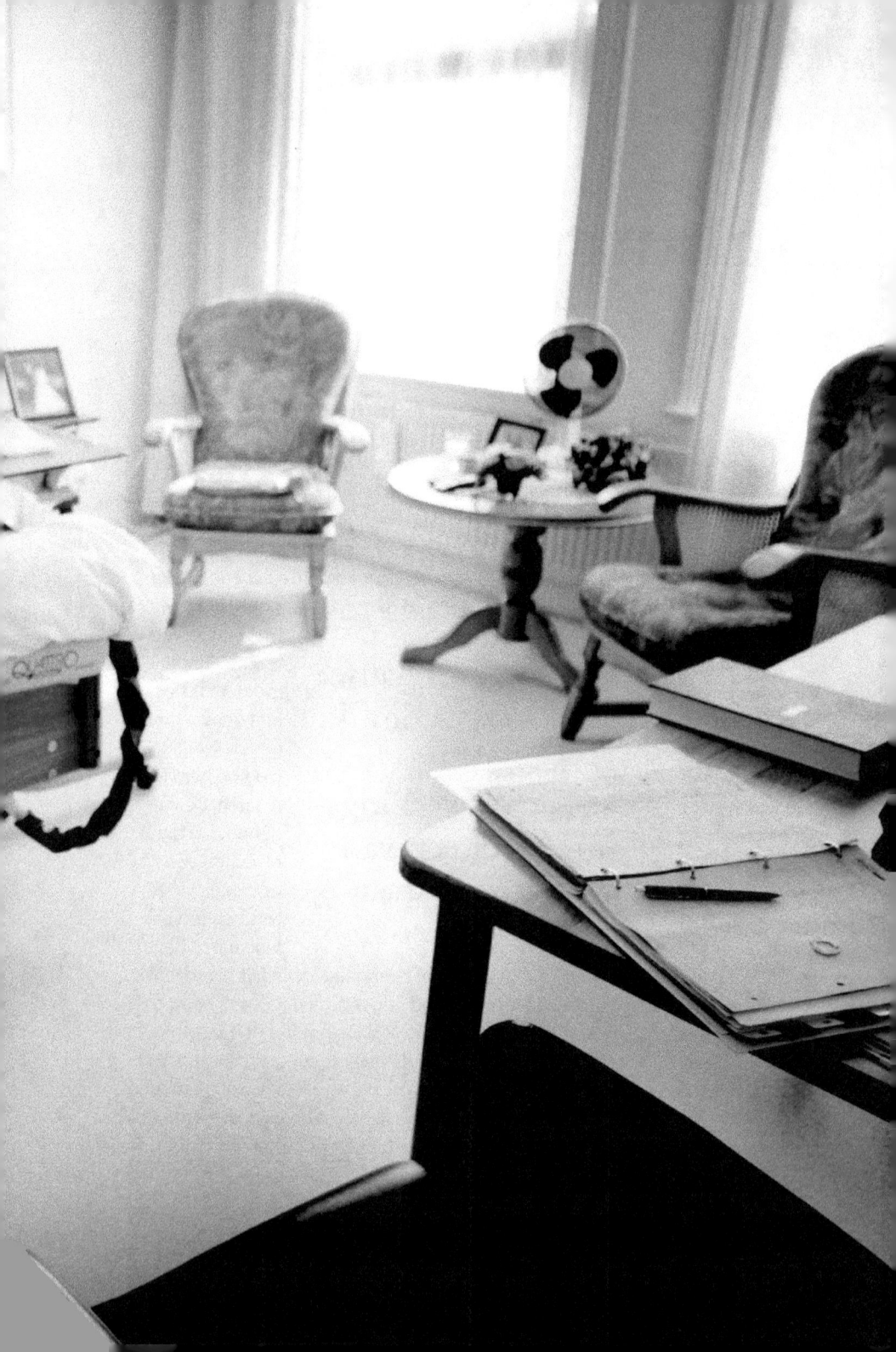

open raam komt. Mag ik uitleggen waar het wel door komt?" Hij kijkt me verbaasd aan en knikt. "De kanker in de long is niet slapende zoals u gisteren vertelde. De kanker is gegroeid. Omdat de kanker groeit, tast hij bloedvaten aan. Tijdens het hoesten is zo'n bloedvaatje gesprongen." Het is een tijd stil totdat hij vraagt: "Ben ik daarom afgevallen?" Ik beaam het. "Eigenlijk wist ik dat ook wel. Ik ben natuurlijk niet gek, gezonde mensen gaan niet naar het hospice, dat snap ik ook wel." Met een gevoel van voldoening over de kennelijk bereikte opening verlaat ik de kamer. Al gauw kom ik erachter dat het verwerkingsproces er een van hollen en stilstaan is. Zo vraagt hij ineens wanneer hij weer kan autorijden en naar het café kan gaan. Terwijl hij happend naar lucht in zijn stoel zit. Een andere dag is hij bezig met zijn testament. Zoals hij balanceert tussen ontkenning en erkenning balanceren wij mee. In het team van artsen, vepleegkundigen en geestelijke zorg bespreken we regelmatig hoe zijn ontkenning maar ook zijn erkenning ons raakt. Tot de dag waarop hij woedend is op iedereen. Na lang praten komt het hoge woord eruit. Angst om te stikken. "Nu weet je het." Hij kijkt me aan en ik kijk terug. Ik verzeker hem dat we er alles aan zullen doen om dat te voorkomen en wil uitleggen hoe. Maar dat mag niet van hem. Machteloosheid treft soms niet alleen de patiënt, maar ook de arts.

Machteloosheid treft niet alleen de patiënt, maar ook de arts

Afdeling
psychiatrie

Onomatopee

De deur gaat langzaam open. Ik kijk om. Een kleine man, donker gekleed, daarachter een jonge vrouw. Zij doet de deur dicht. Ze lopen. Wat doen die hier? Ze komen naar mij toe, glimlachend. Ze steken hun hand uit, toch wat dichtbij, ik geef mijn hand en schrik, sta liever bij het raam, het raam, oh daar kan ik staan. Ze praten maar ik hoor ze niet, "Oe… aa…uu", ik begrijp ze niet. Ben ik in een ander land? Waar ben ik, misschien kan ik ze niet verstaan. Die man lijkt op mijn zoon. Heb ik een zoon? Hij maakt een kommetje van zijn handen: "Hoe gaat het met u?" Dat weet ik niet, wat wil hij horen? Wie zijn zij? Ik ken ze niet, maar ze kijken rustig naar me. Waarom kijken ze zo naar me? Waar ben ik? "Waar ben ik?", vraag ik. "Ie..uis." Wat zeggen ze nu? Oh, ziekenhuis. Ziekenhuis! Zijn ze ziek dan? Waar is de dokter? Ben ik ziek?

Met een gebogen rug schuifelt de patiënt naar het raam en legt zijn hand op het kozijn. De andere hand gaat in zijn broekzak, en er weer uit. Terug in de broekzak, friemelt, eruit, klopt. "U bent in het ziekenhuis, en…" "Waar is mijn zakdoek gebleven, verdorie, die zakdoek is weg…" Hij kijkt op en ziet ons als voor het eerst. Een flauwe glimlach op zijn gezicht. "Wie bent u eigenlijk?", fluistert hij. Even kijkt hij ons recht aan, waarna zijn ogen dwalen over de muren achter me. Ik kijk met hem mee. De kamer is kaal. Een wit bed en een blauw laken. Geen kalender of klok. Wel een raam, met uitzicht op een muur. Buiten regent het een beetje. Binnen staan wij. Hij met zijn twijfelende glimlach, aarzelende hand die nu door zijn haren strijkt, zijn ongeschoren gezicht. Onrust schemert door, wanhoop misschien. De psychiater vertelt wie we zijn en stelt een paar korte vragen. De patiënt antwoordt en uit zijn taalgebruik is op te maken dat hij een geletterd man is geweest. "De punten moeten goed staan en de spaties ook, en de spelling, de spelling…" Ineens valt het woord onomatopee. Een fractie van een seconde

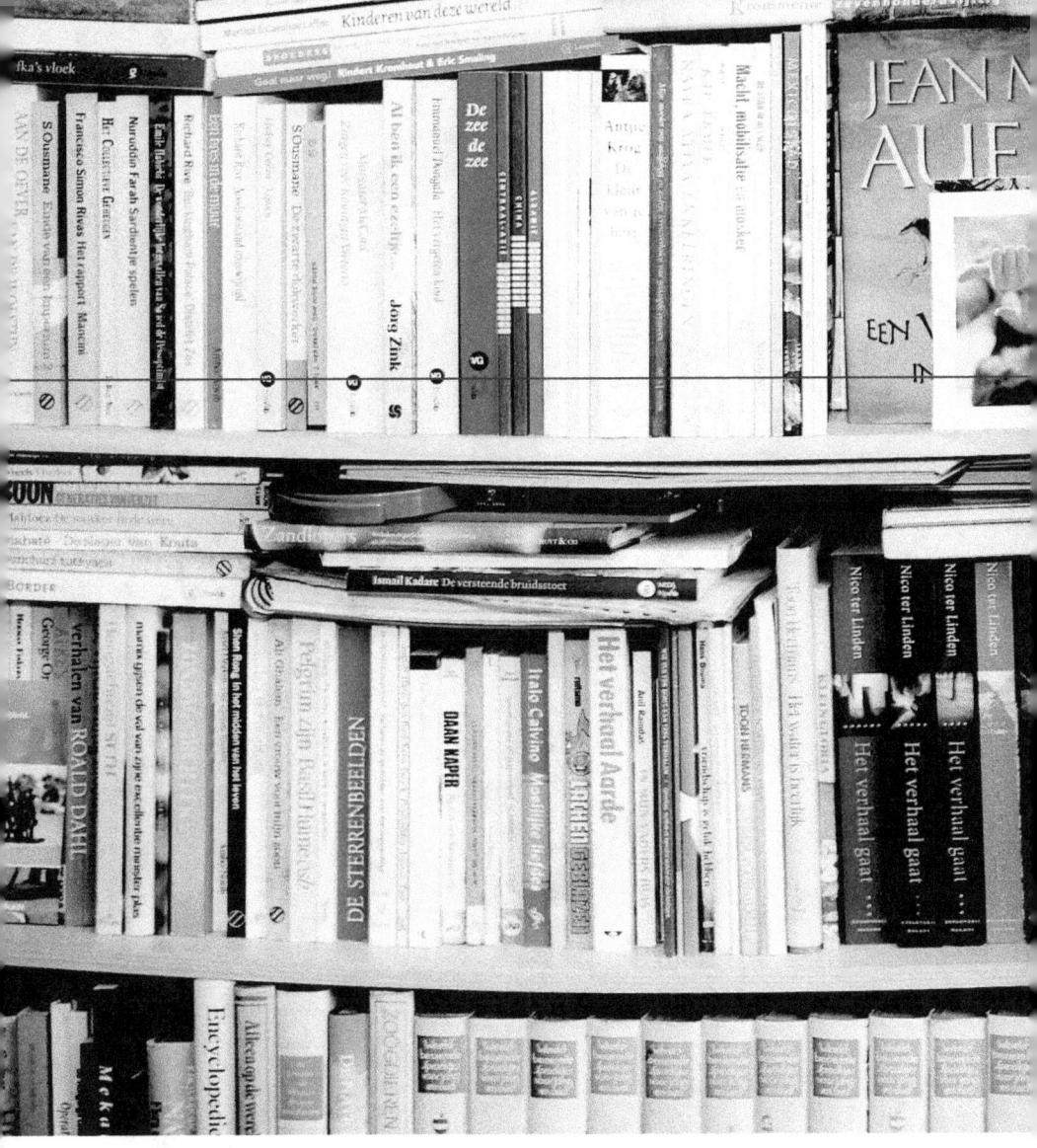

ben ik op zoek. Die fractie wordt steeds langer. Zoeken en frustratie van niet vinden. Van niet meer weten. Dat laat ik los om nog net te horen dat de patiënt binnenkort naar het verpleeghuis zal gaan, waar voor hem gezorgd zal worden. 's Avonds kijk ik toch even in het woordenboek en weet ik het weer. Een gevoel van rust. Was er voor dementerenden ook maar zo'n boek! ∎

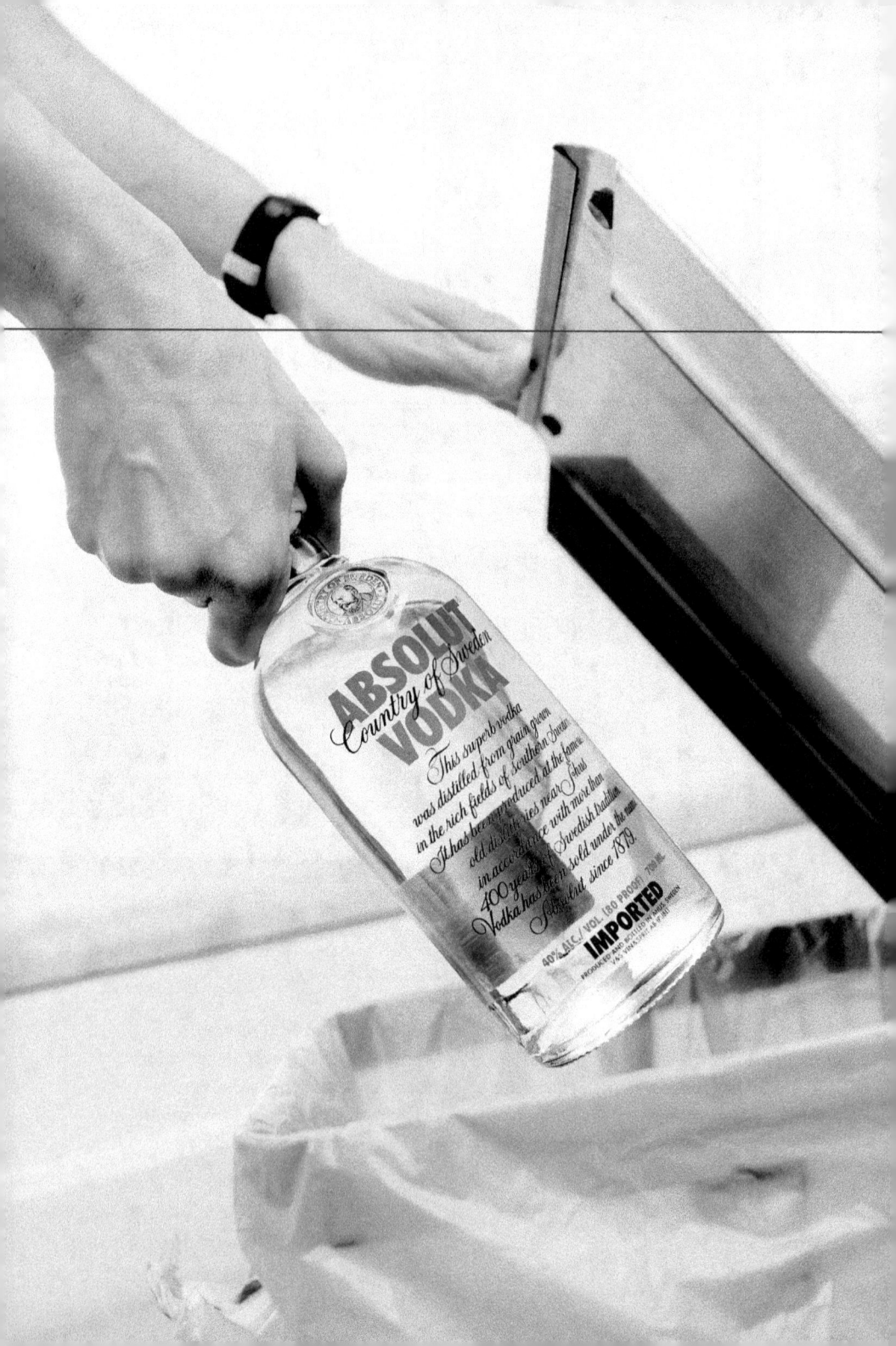

Het zagen verdelen

De deur gaat open en meneer Jansen komt binnen. Een potige man van veertig jaar die nonchalant gaat zitten alsof hij thuis is. Hij komt voor een detoxificatie. Afkicken van alcohol onder de paraplu van benzodiazepinen. De meegekomen verpleegkundige blijkt hij al te kennen van eerdere opnames. "Ik ben dus vastberaden om van de alcohol af te komen. Het is nu tijd, veel te veel problemen thuis. Bovendien wil ik tot rust komen."
Al snel wordt duidelijk dat die twee hulpvragen slechts een begin zijn. Eerst schrijf ik steekwoorden op, maar besluit dan eens achterover te zitten en te luisteren. Hij vraagt waarom hij diarree heeft. Na exploreren leg ik uit dat het stoppen met alcohol waarschijnlijk de reden is. "Ja maar, dat had ik vorige keer niet en het is uitermate vervelend dus geef me daar wat voor."
Het valt op dat hij langzaam spreekt, niet alsof het hem moeite kost, maar omdat hij gewicht aan ieder geuit woord geeft, haast dreigend. De volgende klacht betreft zijn schouder, waar hij zes maanden last van heeft. Hij wil fysiotherapie. "Kijk, daar liggen de verwijsbrieven. En die twee slaappillen die ik heb, helpen niet meer. Kunt u niet wat anders voorschrijven?"
Ik probeer te begrenzen en structuur te scheppen, maar we praten langs elkaar, zonder elkaar te ontmoeten. Alle adviezen die ik geef, worden weggewimpeld. Tot slot krijg ik de kans om alle trucs toe te passen om een consult te

> Tot slot krijg ik de kans om alle trucs toe te passen om een consult te beëindigen

47

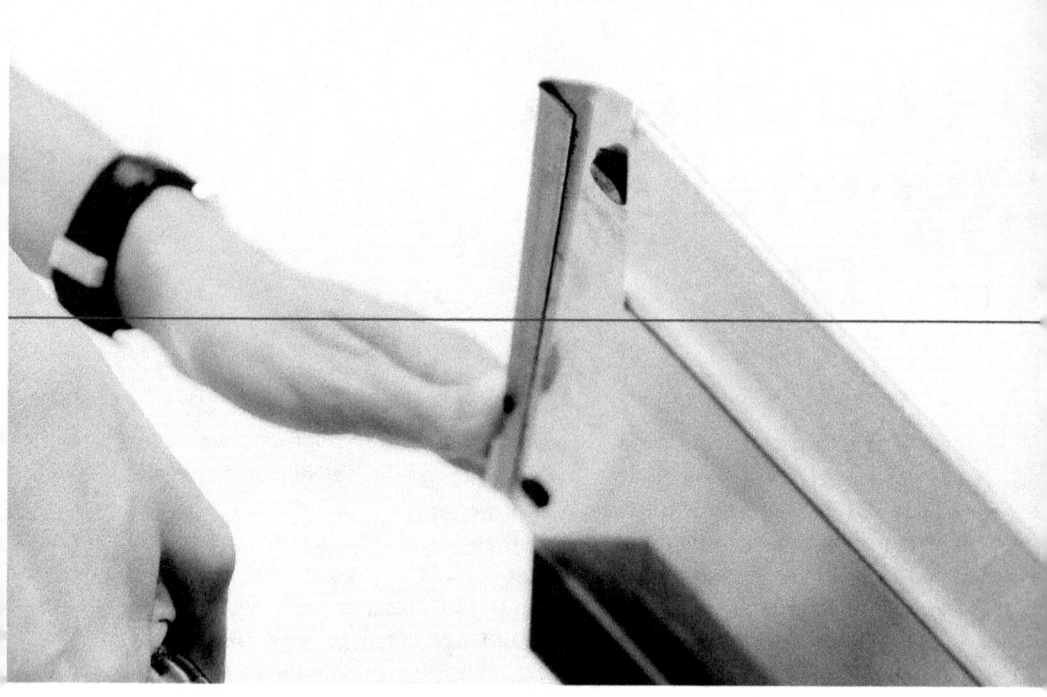

beëindigen. Als ik de deur achter de patiënt dicht doe, glimlacht de verpleegkundige: "Ja, dat is geen gemakkelijke."

In de dagen daarna lopen de gesprekken steeds volgens een vast patroon. Hij etaleert alle klachten en op elk advies volgt een 'ja maar'. Voor het eerst deze stage heb ik moeite met een patiënt. De psychiater reageert heel nuchter als ik mijn ervaringen deel. "Het is goed voor ons om het gezaag eens te delen. Ik ken deze patiënt zo'n vijftien jaar, hij zuigt je leeg. Duizend klachten. Confronteren helpt niet. Nu kunnen de ambulante hulpverleners even uitrusten, omdat hij opgenomen is. Totdat meneer Jansen besluit hier weer weg te gaan en wijn te proeven en zijn zus hem vindt, ons belt en als hij instemt, wij hem opnemen voor een detox."

Een paar dagen later een bericht van de orthopeed: "Ik wil die man niet meer zien! Hij blijft maar zeuren! Aan die schouder is niets te doen! Maak maar een foto en als het goed is, verscheur dat consult. Als het afwijkend is, moet 'ie wel langskomen. Liever niet, maar ja."
De orthopeed kent meneer Jansen inmiddels ook en speelt hem terug.
's Avonds thuisgekomen schrijf ik dit verhaal. Het zagen verdelen! ■

Inkleuren

In de woonkamer is het manoeuvreren tussen de vitrinekastjes en poppen die op alle mogelijke plekken zijn neergezet. Tussen tafel en bloemetjesbank ligt een vrouw van een jaar of veertig met een teddybeer in haar armen geklemd. Zij heeft de ogen stijf dicht en praat, nee smeekt, een ritmisch pleidooi. "Hou me alsjeblieft moeder. Laat me niet weggaan, ik ben goed voor u. Ik ben zo lief. Laat me niet alleen."
Keer op keer herhaalt ze deze zinnen, ook als ik gehurkt probeer contact te maken, terwijl de psychiater instructies geeft: "Probeer haar weer in het heden te krijgen, benoem de zintuigen, vertel wie je bent." De dalende najaarszon schijnt op haar gezicht, de vloerbedekking is zacht, ze is thuis, een verpleegkundige, twee dokters, en ook haar zuster, het is vandaag donderdag…Ze blijft in haar regressie, tot wanhoop van haar zus, die huilend probeert uit te leggen wat er aan de hand is. In hun jeugd zijn ze afgestaan omdat moeder niet voor hen kon zorgen. Alcoholisme. Nooit spraken zij erover, de jaren in de verschillende opvanghuizen waren immers voorbij en ze waren volwassen genoeg om te leven als ieder ander.

De ogen wijd opengesperd, happend naar lucht, protesteert ze

Dan wijst ze naar een opengeslagen krant op de eettafel. Vanuit mijn ooghoek zie ik de zwarte kaders op de pagina.
Pas als ze hoort dat we een kalmerend medicijn willen geven, is ze er ineens weer. Dit werkt beter dan mijn theoretische beschrijvingen van het heden.

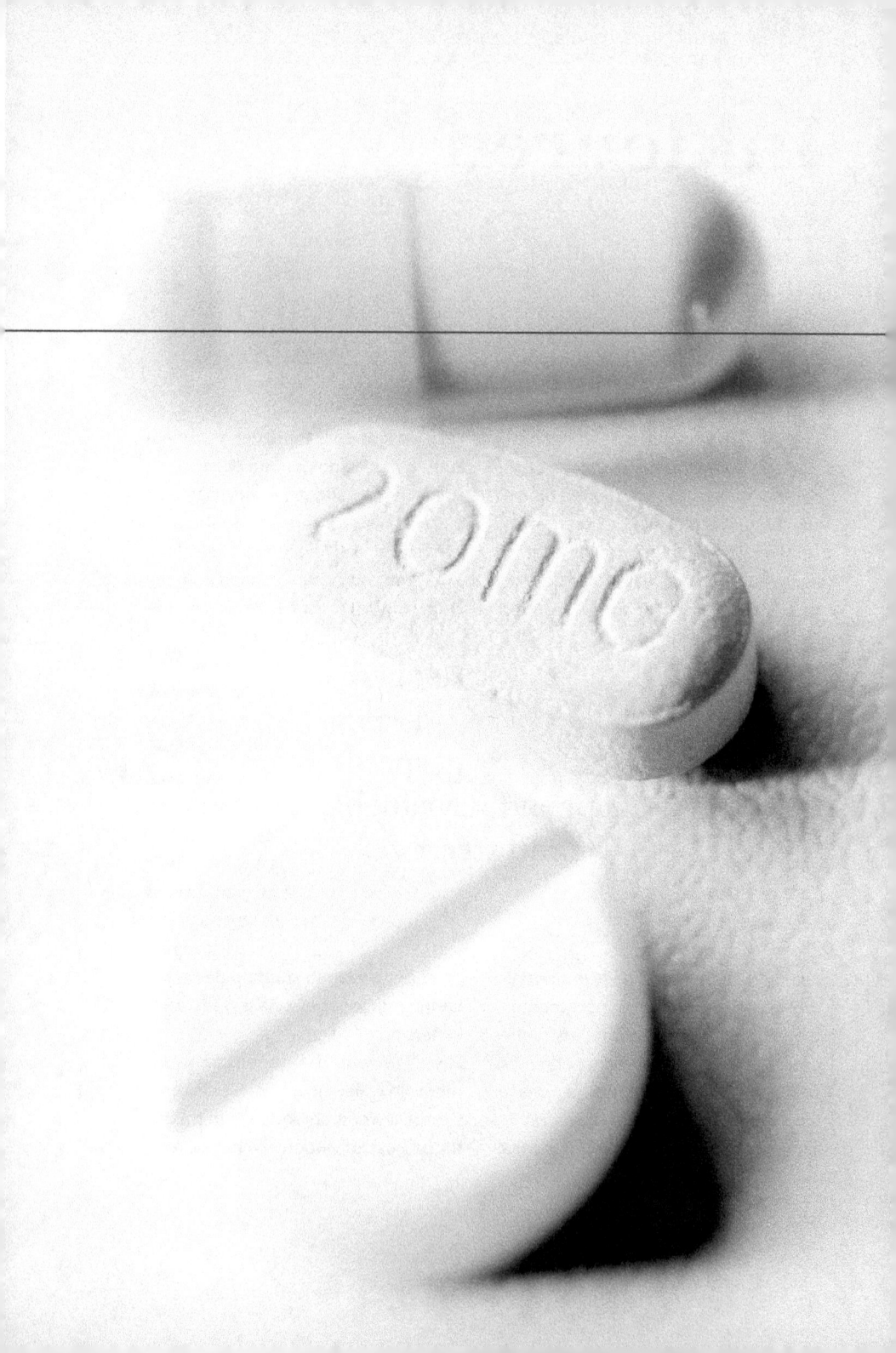

De ogen wijd opengesperd, happend naar lucht, protesteert ze. Nu krijgen we wel contact. Uitgeput klimt ze op de bank, de teddybeer valt. Voorzichtig leggen we weer uit wie we zijn, dat ze een moeilijke tijd doormaakt en dat we haar willen helpen. "Te laat, te laat", verzucht ze en zinkt weer weg in haar kindertijd. Ze trekt aan haar haren, met een ongekende boosheid op het gezicht. We proberen haar rustig te krijgen, noemen haar naam, sussen, beginnen weer over iets rustgevends. Voorzichtig maken we haar vingers los van haar haren, toch vallen plukjes op de grond. Iets drinken wil ze uiteindelijk wel en we kunnen haar overtuigen om een valium te nemen. Leven wil ze echter niet meer. De lang gekoesterde kans om met moeder te praten is haar vandaag via de krant ontnomen. Thuis blijven kan in deze situatie niet en gelukkig ziet ze dat ook in. De ambulancebroeders wordt een slalom langs de vitrinekastjes en poppen bespaard, want ze gaat zelf naar de brancard.

Ik was er wel eens langsgelopen. Een hoekwoning met beeldjes en andere snuisterijen in de vensterbanken, zo vol dat het een etalage leek. Andere voorbijgangers hadden waarschijnlijk nog durven aanbellen, want er was een handgeschilderd bordje: 'Dit is geen winkel' tegen het raam geplakt. De hoekwoning is nu gevuld met een levensverhaal. Zo worden de huizen van de stad in de loop van het huisartsenbestaan ook ingekleurd. ■

> *Voorzichtig leggen we weer uit wie we zijn en dat we haar willen helpen*

Plattelands-
praktijk

De eerste visite weer

Ze zegt berustend dat er wel vaker voor de man gebeld wordt en dat het meestal meevalt. In de eerste week terug in de huisartsenpraktijk krijg ik dit bericht door via de assistente: "Er moet nu een dokter komen want meneer Jansen is heel benauwd." De ongerustheid van de passerende zoon lijkt eerder het probleem dan de werkelijke klacht van de vader. Maar dat is moeilijk in te schatten bij een patiënt die ik niet ken. Dankzij een plattegrond rijd ik er in één keer naar toe.

De zoon doet open. Hij is van middelbare leeftijd, met rossig haar en een keukenschort aan. Een geur van aardappels en braadjus vult de gang. Tussen de middag wordt op het platteland nog warm gegeten. De deur van de woonkamer gaat open, en daar zitten vader en moeder tegenover elkaar. Beiden zijn in de negentig. Moeder knikt vriendelijk met de glimlach van de oudere die niet meer vraagt wie daar binnenkomt. Vader geeft een stevige hand en gewend aan eerdere dokters die kennelijk gehaast waren, trekt hij zijn blouse omhoog:
"U wilt luisteren zeker."
"Inderdaad, maar eerst naar uw verhaal als u dat goed vindt."
"Wat wilt u weten?"
Benauwd is hij al vele jaren, zodanig dat hij regelmatig 's nachts uit bed komt om in zijn stoel te slapen. De afgelopen weken is regelmatig een dokter gebeld omdat de zoon ongerust is over de kortademigheid. Hij logeert bij hen en wordt ook wakker als vader 's nachts naar beneden loopt om in de hoge stoel voor de open haard te slapen. Een stukje lopen leidt tot gebrek aan lucht, en 's nachts lijkt alles erger. Bang om dood te gaan is de man niet, daarvoor heeft hij te veel geleefd, vertelt hij. Wel is de kortademigheid hinderlijk en de vraag is of ik daar iets voor heb.

Als ik hem heb nagekeken, constateer ik hetzelfde als de huisartsen van de diensten. Aan de conditie van de lon-

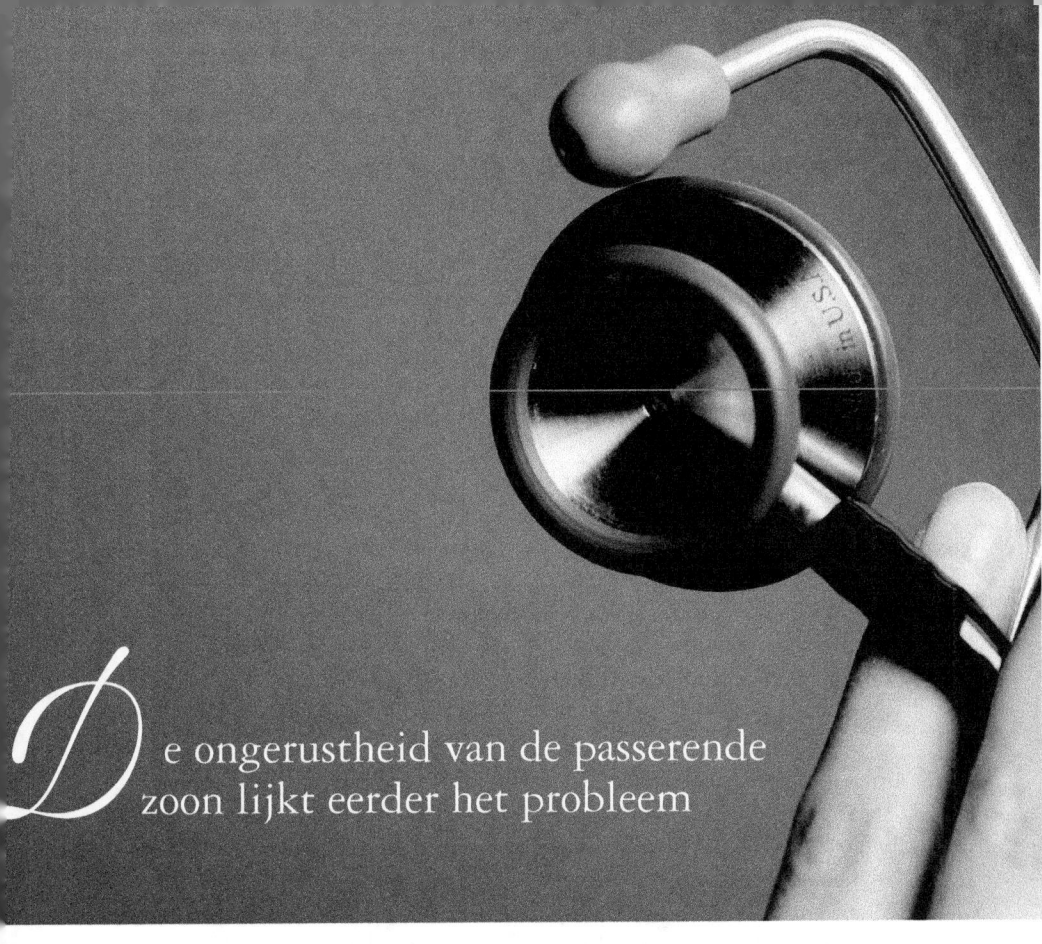

De ongerustheid van de passerende zoon lijkt eerder het probleem

gen en medicatie kan ik weinig veranderen, alles staat op maximaal. De colleges polyfarmacie lichten even op in het achterhoofd, maar voor iedere tablet en puffer lijkt een goede reden. De grenzen van de medicamenteuze ondersteuning lijken bereikt, het enige wat ik kan bieden is morele steun. Alle aanwezigen kijken en zuchten opgelucht als mijn voorstel klinkt om op regelmatige basis langs te komen. We komen uit op eens in de twee weken en eerder als nodig.

Twee weken later, zoals afgesproken. Het tafereel is identiek, met zoon in keukenschort en ouders tegenover elkaar. Vader staat nu op en zegt: "U komt weer luisteren hè?" Inderdaad. Hoe het nu gaat en naar de longen. Hopelijk zal er in de loop van de tijd gelegenheid zijn om ook eens te luisteren naar een stukje levensverhaal. ■

Psychische hygiëne

Een bezorgde stem door de telefoon. "Mijn vader heeft gisteren een antibioticumkuur gekregen voor een blaasontsteking. Nu is de koorts vanmorgen gezakt maar vanavond weer teruggekomen." Of de dokter voor de nacht even langs wil komen.

In deze plattelandspraktijk zijn de diensten nog zoals vroeger. Zodoende kruip ik zelf achter het stuur, onwennig met het navigatiesysteem en toch maar vertrouwend op de kaart, op weg naar de tachtigjarige man. Hij ligt in een bed in de achterkamer en maakt op het eerste gezicht geen zieke indruk, hij is zelfs vrolijk. Zijn zoon is dat niet, die vindt dat hij niet thuis kan blijven, zo alleen. Of ik vader wil laten opnemen want zo kan het niet langer. Het verhaal van de teruggekeerde koorts wordt door hem verkondigd, terwijl de bejaarde man er laconiek bij ligt. De pijn bij het plassen is verminderd maar vanavond kreeg hij weer koude rillingen. Aan het verzoek te plassen om zijn urine te controleren kan hij geen gehoor geven. "Ik ben net geweest dokter, er komt geen druppel." Intussen gaat de telefoon, een spoedgeval ditmaal. De bloeddruk en pols meet ik nog even, een andere oorzaak van de koorts dan de prostatitis lijkt onwaarschijnlijk. Met een ander antibioticum en instructies blijven ze achter, de zoon zacht protesterend dat hij die nacht daar moet blijven. Uiteindelijk ben ik tegen middernacht thuis.

In plaats van lekker te slapen schiet ik steeds wakker, overspoeld door de visites van die avond. Intussen kan de telefoon nog gaan ook natuurlijk. Met name de man met de prostatitis waart rond. Ben ik te snel weggegaan bij hem? De klok slaat twee uur. Zijn bloeddruk en pols waren toch goed? De telefoon blijkt toch echt aan te staan en ik ben nog niet gebeld. Zou dit antibioticum wel aanslaan? Misschien ligt hij nu te rillen van de koorts. Het is drie uur. Om vier uur schiet het me te binnen. Hij kon niet plassen. Ver-

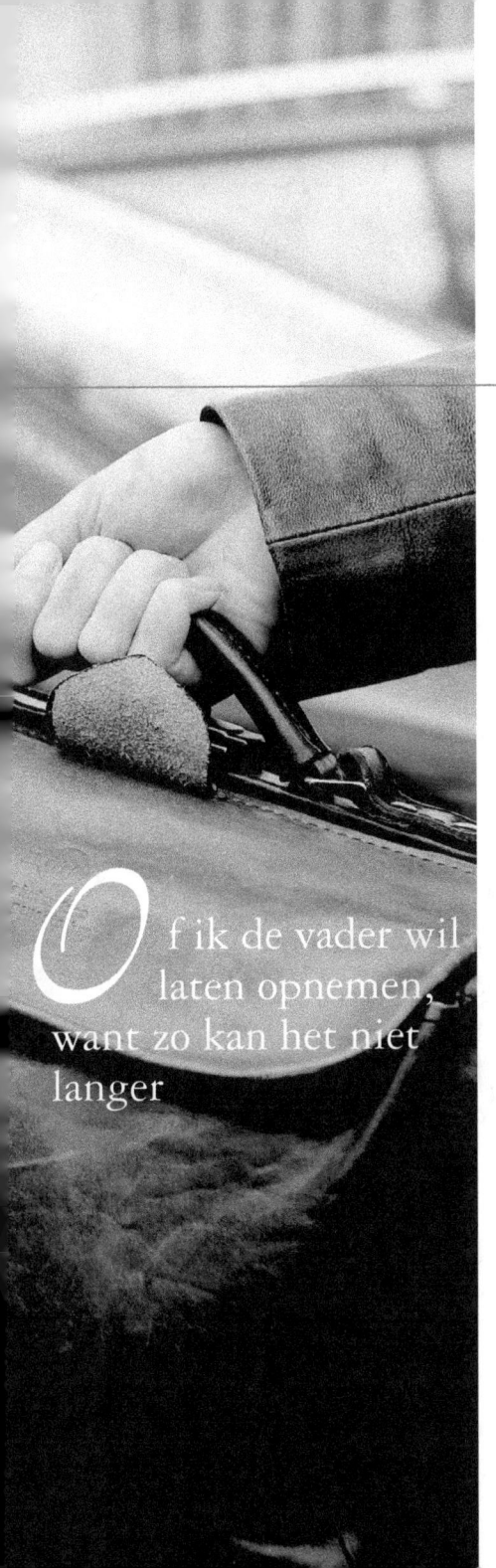

Of ik de vader wil laten opnemen, want zo kan het niet langer

geten te percuteren! Maar hij oogde niet ziek, vrolijk zelfs. Delirant natuurlijk! Half zes. Weliswaar heb ik niks gehoord, maar de man heeft inmiddels een retentieblaas en is in shock.

Als het dan toch zeven uur is geworden, is de man dood omdat ik vergeten ben te percuteren, daardoor de retentieblaas gemist heb en vervolgens is hij aan een sepsis overleden. Het kan haast niet anders. Of wel? Ineens bedenk ik me een advies uit het eerste jaar. Zorg voor psychische hygiëne: even uitzoeken wat blijft malen, en daar iets mee doen. Ik bel de praktijk dat ik wat later kom en rij naar de patiënt. Met kloppend hart bel ik aan. Binnengekomen kijkt iedereen verbaasd. De huisarts, die al gebeld was en me hier niet verwacht en de patiënt, die roept: 'Oh , twee dokters!'. Ik ben opgelucht. Hij voelt zich niet alleen beter, ook plast hij prima en de koorts is weg. Tevreden rij ik naar de praktijk, een nieuwe werkdag tegemoet in dit spannende huisartsenbestaan. ■

Rapportcijfer

"Sinds twee maanden moet ik veel hoesten."
Ik knik.
"Eerst was het een griepje, de kleinkinderen hoestten ook. Het duurt volgens mijn vrouw te lang."
Hij kijkt naar zijn handen, werkhanden.
"Eerst wilde ik niet komen, het gaat vanzelf wel over. Gisteren kwam er een klontje bloed mee. Zo, op mijn zakdoek."
Hij haalt zijn zakdoek tevoorschijn en maakt een cirkel van ongeveer een centimeter. "Heel rood, geen klonters."
Een man van weinig woorden, toch genoeg vertellend om alarmbellen te laten rinkelen. Bij hem en bij mij.
"Bent u geschrokken?"
"Het kan niet goed zijn, dus ik dacht, ik kom maar even. Dan kunt u even naar mijn longen luisteren." Een pakje shag steekt uit zijn broekzak.
"Ja, roken doe ik al mijn leven, mijn vader is daar 84 mee geworden."
Ik knik.
"Vroeger begon je gewoon mee te doen als dertienjarige. Ik ben wel geminderd."
"Hoeveel rookt u nog?"
"Een pakje shag per drie dagen."
"Heeft u verder nog iets gemerkt?"
Een tijd is het stil. Hij oogt niet ziek, groeven in het gebronsde gelaat.
"Minder lucht bij het lopen over de duinen soms." Afgevallen vindt hij zichzelf niet, de broeken passen nog als vroeger. Nachtzweten is uitgebleven, behalve die ene keer dat de elektrische deken aan was blijven staan. Hoewel er bij het lichamelijk onderzoek geen afwijkingen gevonden worden, besluit ik tot een thoraxfoto en bloedonderzoek.

En een beetje verbaasd pak ik de brief van de specialist erbij

Hij veert op en tikt op het labformulier. "Als u dan toch het bloed nakijkt... wilt u dan eens kijken. Hoe hoog is mijn cholesterol?"
"Waarom wilt u dat weten?"
"De buurman had acht punt zes. Dat is dan toch goed om te weten. Wist u dat je een slechte en een goede hebt?"
"Ja, dat weet ik. Als u stopt met roken, zakt het cholesterol in ieder geval."
"Hm. Als het nou laag is, hoef ik dus niet te stoppen." Hij leunt achterover, handen over de buik. "Dat is ook goed om te weten."

De volgende dag belt zijn vrouw voor de uitslag van het bloed. Longkanker of niet, eerst wordt gevraagd naar het cholesterol. Dat is dan nog niet bekend. Op de thoraxfoto zit een verdachte laesie, een bronchoscopie volgt twee weken daarna. De uitslag is gelukkig goed, zo blijkt uit de brief van de longarts. Toch komen ze kort daarna op het spreekuur.
"Voor de uitslag."
Een beetje verbaasd pak ik de brief van de specialist erbij. Geduldig luisteren ze naar mijn betoog. Zonder enige emotie zitten ze voor me. Dan begint me iets te dagen. Dit weten ze natuurlijk al, ze komen voor een andere uitslag.
"Uw cholesterol was uitstekend. Ook de goede en slechte vorm waren binnen de norm."
"Een 4.8!"
"Beter dan de buurman!"
Met deze zekerheid gaan ze stralend de deur uit. ■

Een subtiel spel

"Wat fijn dat u hier de nieuwe dokter bent." Het is een stevige man, veertig jaar, zwart haar boven een bruin shirt. Zoiets hoor ik niet vaak en enigszins verbaasd kijk ik hem aan. Terwijl hij een stoel pakt, steekt hij van wal. "Ik heb dus twee dingen. Ten eerste wil ik nu wel eens van u weten of ik van die pillen voor de bloeddruk af kom. Ten tweede wil ik uw mening over mijn darmen en wat daaraan te doen is. Daar heb ik veel last van."
"Laten we beginnen met de darmen, de bloeddruk zal ik straks meten en bespreken, okay?"
"Ik heb dus regelmatig buikpijn en een opgeblazen gevoel. Dat is heel irritant."

Ik knik.
"Soms is het tijden niet, maar nu speelt het weer een paar weken op."
Hij leunt achterover:
"En wat vindt u daar nou van?"
"Dat is lastig in te schatten want ik weet nog een heleboel niet."
"Oh, er is al van alles nagekeken: vorig jaar met zo'n slang in mijn darm, eerst een klein onderzoek van de endeldarm. Daarna kreeg ik zo'n uitgebreid onderzoek, omdat ze niets konden vinden. Geen lolletje hoor. Maar ze waren tevreden want het zag er goed uit. Intussen zit ik er nog steeds mee."
"Ja, dat is vervelend natuurlijk. Hoeveel last heeft u?"
"Kijk, als ik een kroket eet heb ik het niet, maar bijvoorbeeld na een banaan wel, maar ook niet altijd hoor. Ik

Terwijl ik langzaam achterover leun, verander ik van strategie

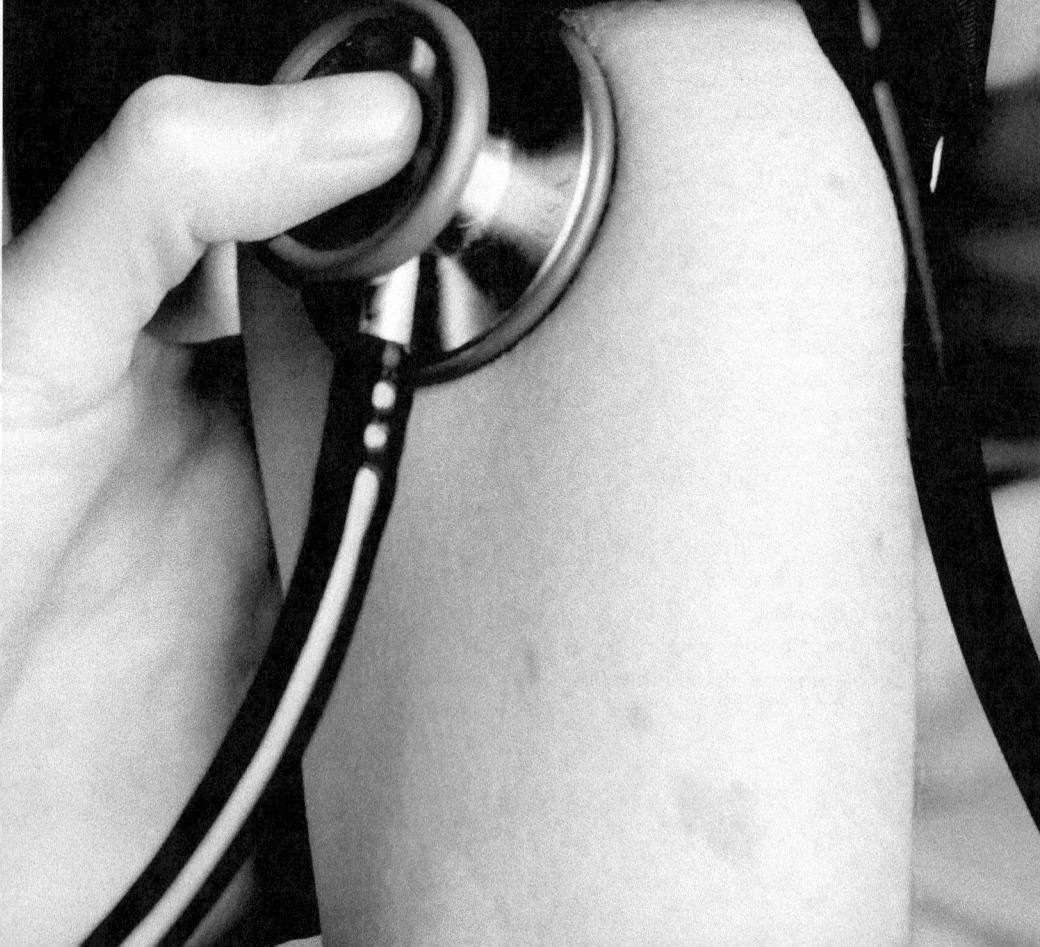

eet gewoon. Aardappels, vlees en jus. En groenten."
Ik stel vragen, maar vind geen aanknopingspunten voor pathologie. Ineens valt me iets op. Zijn houding. Hij zit achterover, met één arm over de andere stoel en de benen over elkaar. Ontspannen, alsof hij op een terrasje zit en zo een biertje gaat bestellen. Ik daarentegen zit rechtop en voorover, gespitst. Terwijl ik langzaam achterover leun, verander ik van strategie.
"Ik heb zo voldoende informatie. Nog even de bloeddruk meten en de buik bekijken."

Als we weer zitten, heb ik twee mededelingen en een vraag.
"Gelukkig hebben de medicijnen de bloeddruk onder controle, zij doen hun werk goed. Daar kunt u niet mee stoppen."
Hij knikt.
"De buikpijn die u heeft, is lastig. U bent uitgebreid onderzocht, en ook ik kan gelukkig geen oorzaak vinden.

Dan blijft de diagnose spastische darm over."
"Ja, dat zeiden de vorige artsen ook al."
"Weet u wat u er zelf aan kunt doen?"
De rollen zijn nu omgedraaid. Hij denkt na. Ik leun achterover.
"Niet zoveel natuurlijk, er is geen pijl op te trekken. Die darmen spelen soms ineens op en ik voel me als een luchtballon. Misschien hoort het bij mij."
"Dat denk ik ook. Kunt u hiermee uit de voeten?"
Hij knikt.
"Dan zien we elkaar over drie maanden voor de bloeddruk en hoor ik hoe het verder gaat."
We geven elkaar een hand. Een subtiel spel, zo'n consult. ∎

Op reis

Ik schrik. Door de oproep of er een dokter aan boord is, schiet de adrenaline door mij heen. Ik zat rustig te bladeren in een tijdschrift, al een beetje gaar van een lange vlucht. Nu kijk ik om me heen, maar niemand staat op. Terwijl ik me overeind wurm uit mijn nesteling van deken en te klein kussen, schieten allerlei mogelijke diagnoses door mijn hoofd. Wat moet iemand hebben in het vliegtuig om een dokter te laten roepen? Wat kan ik doen op tien kilometer hoogte? Waar vliegen we nu eigenlijk precies? Stel dat we een noodlanding moeten maken…

Ik besef te laat dat ik vergeten ben mijn schoenen aan te trekken en meld me op mijn sokken bij de stewardess.
"Ik ben dokter, wat is er aan de hand?"
Ze kijkt me enigszins verbaasd aan en herstelt snel haar professionele glimlach.

"Wat fijn dat u zich meldt. Ik loop wel even mee."
Passagiers kijken op als ik met kloppend hart achter haar aan loop.

De patiënt blijkt een jonge Oost-Afrikaanse vrouw die voornamelijk Swahili en een heel klein beetje Engels spreekt. Ik had haar al opgemerkt omdat ze regelmatig heen en weer naar de wc liep en er niet blij uit zag. Nu zit zij voorover gebogen op een stewardessstoel. De stewardess laat ons alleen en doet de gordijntjes achter zich dicht. De Afrikaanse gebaart dat zij misselijk is en zes keer heeft overgegeven. Geen diarree, wel buikpijn. Zwanger zou zij niet zijn en het is de eerste keer dat zij vliegt. Een andere stewardess steekt haar hoofd door de gordijnen en vertelt dat ik de medicijnkoffer kan gebruiken. Terwijl die wordt gehaald, probeer ik wat duidelijker te krijgen wat hier aan de hand is. Zij voelt niet warm aan, de pols is iets versneld. Ik noem tropische ziek-

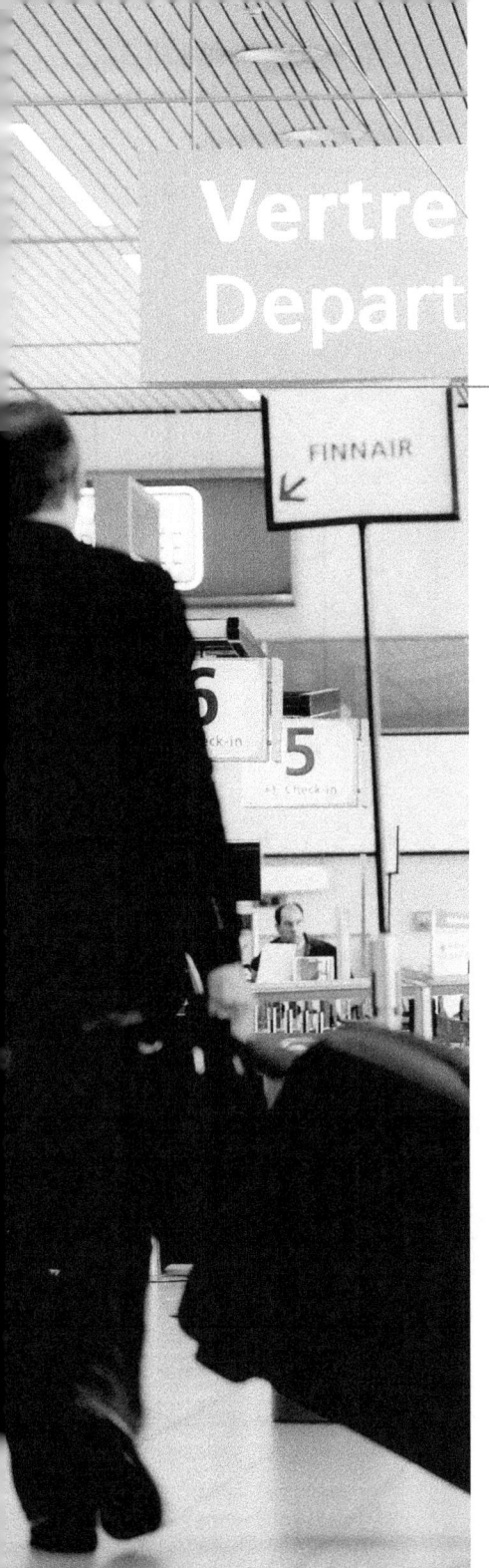

ten op, in de hoop dat zij er iets van herkent en kan zeggen of zij daar bekend mee is. Medicijnen gebruikt zij in ieder geval niet, dat sluit veel uit.

De stewardess komt terug met een grote koffer die pas na ondertekening van een formulier open gaat. Een uitgebreid assortiment aan medicijnen komt tevoorschijn. Er is met allerlei situaties rekening gehouden. De bloeddrukmeter komt van pas, maar de stethoscoop is een goedkoop ding waarmee ik nauwelijks iets hoor. Het vliegtuiggeronk komt ineens zeer luid over en het kost me veel moeite om de bloeddruk en peristaltiek te bepalen. Uiteindelijk lijkt het beeld toch op een gastro-enteritis en niet iets acuuts. Zij krijgt iets tegen de misselijkheid en ORS om in ieder geval het vochtverlies wat te herstellen. De stewardessen bedanken mij een paar keer en glimlachen zeer vriendelijk. Als ik op mijn stoel zit, realiseer ik het weer. Dokter ben je altijd, ook op vakantie. ■

Stadspraktijk

Dynamisch vak

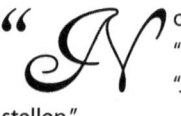"ou, u ziet het wel hé."
"U bent gevallen?"
"Ja, dat kunt u wel stellen."
Hij ploft in de stoel. De bouwvakker van middelbare leeftijd ken ik van de hypertensiecontroles. Hij komt af en toe, als de bouw het toelaat. Nu komt hij binnen met een bult op zijn voorhoofd, en zijn linkerarm ondersteund door de andere.

"Sorry dat ik zo laat belde voor een afspraak, maar ik ben pas na tienen van mijn fiets gevallen."
"Voor dat soort dingen is er natuurlijk altijd plaats hè. Wat is er precies gebeurd?"
"Ik was dus aan het fietsen langs de Struiklaan. Springt daar uit de bosjes een enorme hond. Die rende zo mijn wielen in. Die hond janken! Toen lag ik. Dat rotbeest was er als een haas vandoor. Ik niet. Ik ben me rot geschrokken."
"Ja, dat kan ik me voorstellen. Hoe bent u terecht gekomen?"
"Het gebeurde allemaal snel, dat weet ik niet precies hoor. Ineens lag ik op de grond. Mijn kop gestoten zoals u ziet. En mijn linkerarm, wilt u daar naar kijken?"
"Dat zal ik zo doen, eerst nog een paar vragen. Bent u buiten bewustzijn geweest?"
Hij schudt van nee. Zijn arm moest hij van zijn vrouw aan de dokter laten zien, "anders was ik echt niet gekomen hoor."
Op het voorhoofd zit de bult ter grootte van een kwarteleitje. Behalve een grote schaafwond rond de elleboog zijn er geen opzienbarende letsels. Gerustgesteld vervolgen wij ieder onze dag.

Een week later gaat 's morgens de telefoon. De man blijkt op zijn werk plots onwel te zijn geworden. Zijn echtgenote heeft hem opgehaald en brengt hem naar de praktijk. Bij binnenkomst valt op hoe grauw hij is. Geen pijn op de borst of uitstraling naar de armen. Wat is hier aan de hand? Ik leg hem maar snel op de onderzoeksbank. De

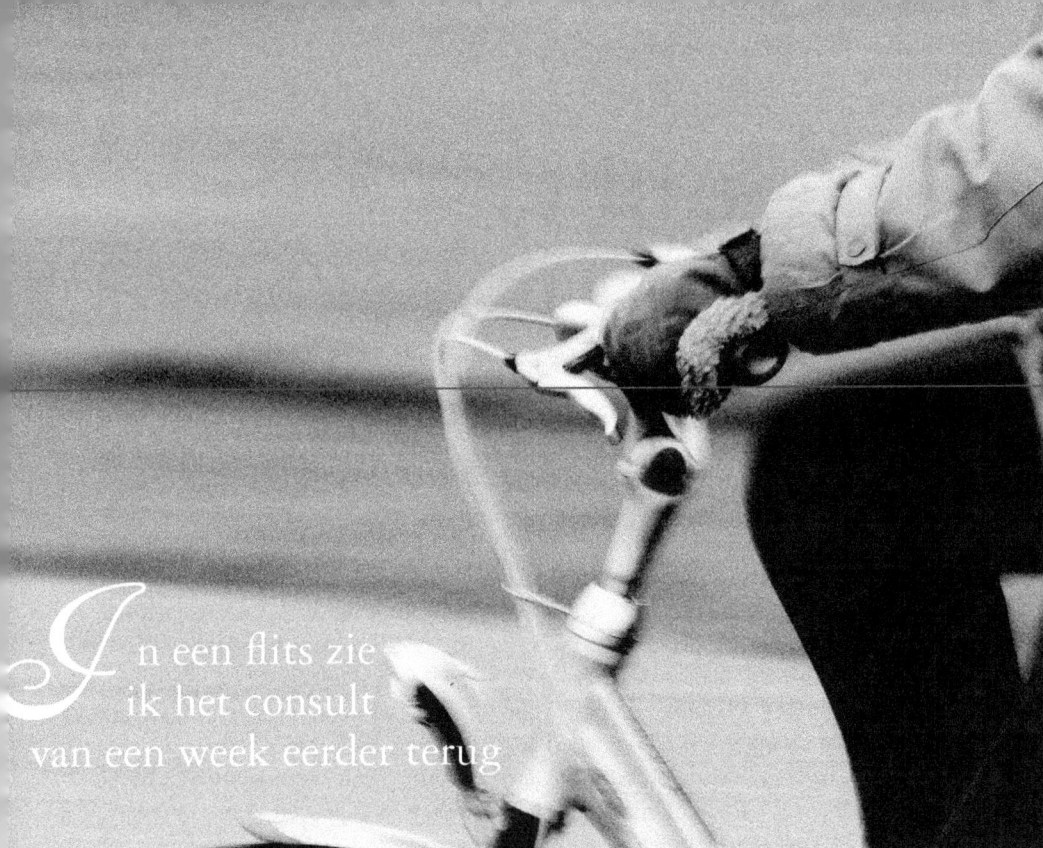

In een flits zie ik het consult van een week eerder terug

pols is te hoog. De bloeddruk is te laag. In de adipeuze buik voel ik niet veel verdachts. Als een speer bel ik een ambulance en de SEH.
"Een patiënt in shock, maar ik heb geen idee hoe dat komt. Het kan van het hart zijn, het kan van de buik zijn. Maar hij is in shock."
Als ik tegen vijven naar het ziekenhuis bel, krijg ik de chirurg aan de lijn.
"Oh, die man. Klassieke instinker zo'n geval. Een miltruptuur. Blijkt van zijn fiets gedonderd een week geleden. Ingekapselde bloeding en dan péng. We hebben hem geopereerd en hij is stabiel."
In een flits zie ik het consult van een week eerder terug. Hij had niets over een stuur in zijn buik gezegd, hij had geen pijn in de buik. Ik heb hem goed nagekeken. Dynamiek van het vak. De volgende gevallen fietsers worden allemaal in hun buik gevoeld. Tot ook deze ervaring weer tot normale proportie is teruggebracht en zich nestelt in de encyclopedie van dit onmetelijke huisartsenbestaan. ■

De puber

*I*eder consult begint in de wachtkamer. De manier van zitten, lopen of het meegebrachte gezelschap zegt vaak al iets over het te bespreken onderwerp. De moeder die behalve haar baby in de kinderwagen ook drie buurkindjes meeneemt, zal naar verwachting voor een eenvoudige vraag komen, een wrat of zo. Pubers zijn een groep apart, die balanceren tussen het wel en niet meenemen van de ouders, tussen kind en volwassene.

Bas is zestien, draagt schoenen zonder veters, een skatebroek en een donkerblauwe trui. Hij sjokt achter zijn moeder, een gescheiden vrouw. Als ik vraag wat ik voor ze kan doen, begint moeder. "We komen voor Bas, hij heeft al heel lang verschillende klachten. Dan weer grieperig, dan weer oorpijn."
Intussen heeft Bas een doosje op het bureau gezet en is achterover gaan zitten. Voordat de moeder weer verder kan gaan, zie ik dat het om hoestdrank gaat.
"Hoest je ook?"

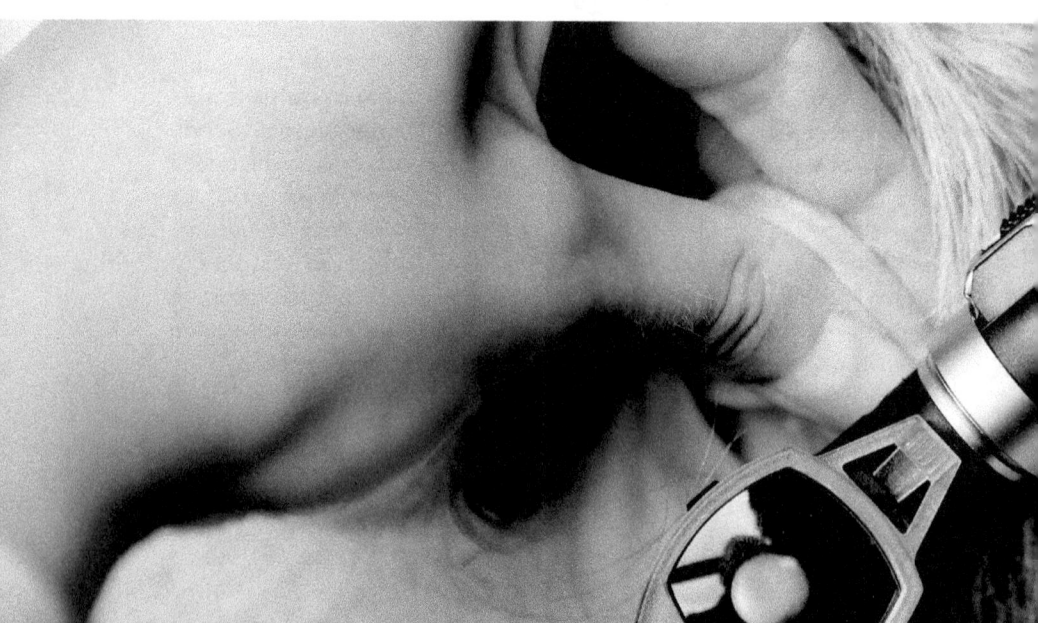

Hij knikt, heeft de handen in elkaar gevouwen en hij kijkt me zwijgend vanonder zijn petje aan. Moeder verontschuldigt zich.
"Ja, hij zegt niet zoveel."
Een vuile blik valt haar ten deel.
"Ik heb keelpijn."
Ik knik bemoedigend. Hij zucht. Weer is het stil, alleen het schuifelen van moeder is hoorbaar. Ik wijs naar de doos.
"En dit helpt niet?"
"Nee."
"Hij heeft al snoepjes geprobeerd, paracetamol, dropjes… en dit spul. Heeft u niet wat anders?"
Hij wijst naar zijn hals.
"Dit is dik."
"Vervelend is dat hé. Heb je ook koorts?"
Hij kijkt naar zijn moeder, die nee schudt.
"Ik stel nog wat vragen en kijk je oren en keel na. En dan zullen we eens kijken of ik nog iets anders voor je heb of niet, okay?"
Als ik na het onderzoek uitleg wat ik heb gezien, komt hij toch een beetje los. Hij laat wat van zijn volwassen kant zien, stelt een kritische vraag en wordt zo meer gesprekspartner. Dat is de uitdaging bij pubers – stil en ogenschijnlijk ongeïnteresseerd komen ze binnen. Intussen houden ze goed in de gaten wat er over hun gezegd wordt. Als ze dan zelf uitgenodigd worden om te praten, zijn ze zelf verbaasd hoe dat gaat. Dat vind ik het leukst – om de verbazing bij henzelf of ouders te zien. Bas en zijn moeder staan op en hij laat haar voorgaan. Met een tevreden gevoel zoek ik de volgende patiënt op in de computer. ∎

De grens bereikt

De tengere, bejaarde vrouw komt niet voor zichzelf, maar voor haar man.
"Hij is de laatste tijd anders. Vroeger kon hij alles onthouden, maar nu vraagt hij telkens hetzelfde. Uren kan hij voor zich uitkijken zonder in de krant te lezen. Zelfs de sportpagina laat hij liggen."
Ze heeft gehoord dat er medicijnen voor zijn, de reden van haar komst. Ik leg uit dat we eerst moeten vaststellen of er werkelijk sprake is van ons vermoeden, dementie.
"Bovendien maak ik me bezorgd om ú."
"Dat gaat nog goed, daar moet u zich geen zorgen om maken. Ik red me wel. De kinderen wonen in de buurt en komen regelmatig helpen."
Ze wil verder niet over zichzelf praten en we laten het zo. Ik heb er geen goed gevoel bij.

> De kinderen zijn het er al lang over eens dat het zo niet verder kan

De zorg voor een demente echtgenoot vraagt bergen geduld en hopen energie. Ik stel voor dat ze de volgende dag op het spreekuur komen.
Een week later. De oude, stevige man kijkt me vriendelijk aan. Hij knikt als ik vragen stel, en draait naar zijn vrouw voor hij een antwoord geeft. Het jaar waarin we leven is lang gepasseerd, een pen blijft roerloos in zijn hand liggen. Confronterend, voor ons alle drie. Een afspraak bij de geriatrie voor verdere diagnostiek is zo gemaakt, en ik begin weer over de zorg. Hulp is nodig, in ieder geval bij aankleden en wassen. Beiden schudden nee, hij na haar.
"We zijn tweeënvijftig jaar getrouwd en hebben altijd alles zelf gedaan. Als het nodig is, bel ik u wel."
Arm in arm verlaten ze het pand.

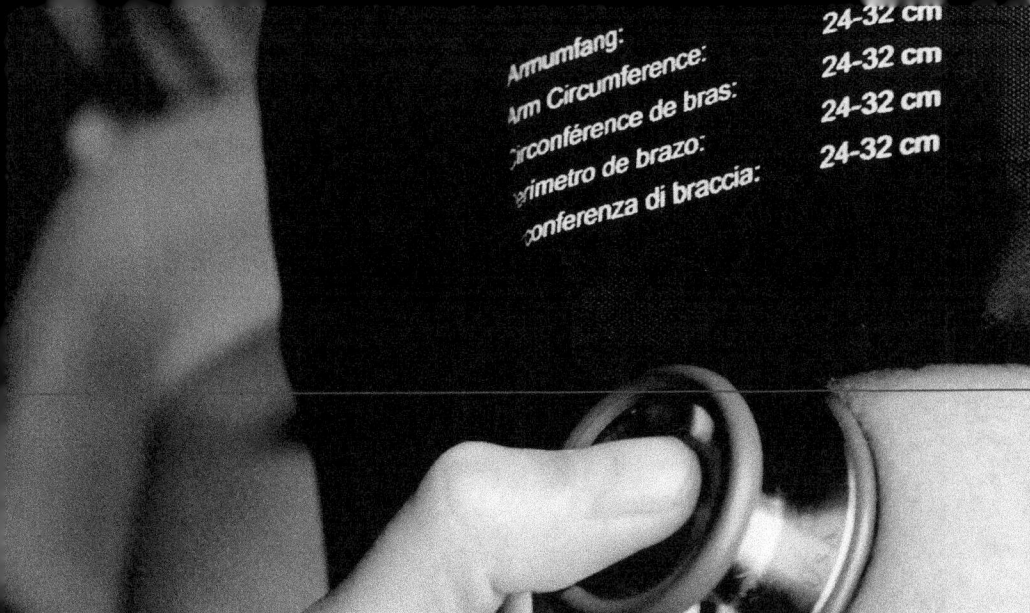

Een tijdje later komt de vrouw op het spreekuur voor haar bloeddruk. Thuis is het inderdaad af en toe zwaar.
"Mijn man kan uren achtereen voor zijn bord zitten. Ik heb het een keer uitgeprobeerd. Maar hij eet dan niet. Dat is niet zo erg, dan geef ik het hem gewoon, maar dan is die gehaktbal wel koud."
"Moeilijk is dat. Hoe gaan de nachten?"
"Vannacht wilde hij niet gaan slapen. We hebben een paar uur opgezeten."

Die middag ga ik langs. Zoon en dochter zijn er ook, iedereen zit in de voorkamer van het keurig onderhouden huisje. De kinderen zijn het er al lang over eens dat het zo niet verder kan. Een levensfase van zelfstandigheid, van tweeënvijftig jaar samen, zonder inmenging, gaat afgesloten worden.

"Ik zie dat u moe bent, en we moeten voorkomen dat uw batterijen leeg raken. Uw man heeft er niets aan als u uitgeschakeld zou raken. U hebt fantastische zorg geboden, veel geduld opgebracht. De grens is bereikt van wat u alleen kan. Hoe graag we dit allemaal ook willen."
Iedereen knikt.

Als ik wegga, loopt de bejaarde vrouw met me mee. Ze huilt zachtjes.
"U had niet gedacht dat het zo erg was, hè dokter."
Dat had ik wel gedacht, maar het duurde even voordat we op hetzelfde spoor zaten.
"Het is goed dat u aan de bel heeft getrokken."
Ze kijkt op.
"Dank u." ■

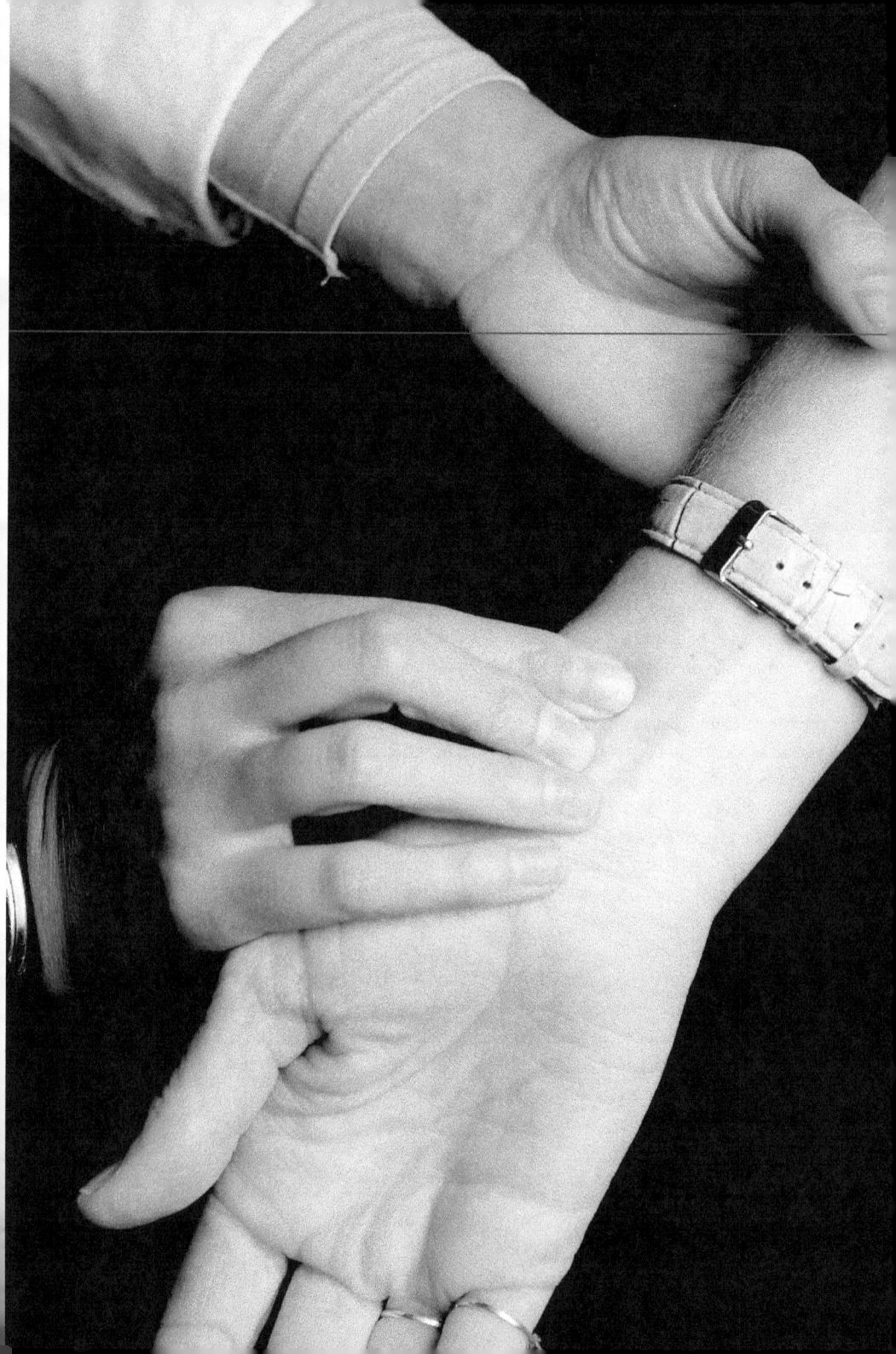

Verschil

"Ik heb al een maand een beetje zwaar gevoel hier." Ze wrijft over haar borstbeen. Felrood aangezette lippen, geblondeerd haar en aan iedere vinger een gouden ring. Uit het lege scherm concludeer ik dat ze niet vaak op het spreekuur komt, de zestigjarige dame.
"Het is niet de hele tijd, een paar keer op een dag."
"Wanneer heeft u dat gevoel?"
"Soms wel, maar soms ook niet. Ik ben niet ziek of zo hoor. Ik denk dat het een spier is."
"Een spier?"
"Ja, ik heb een paar dozen versjouwd."
"Is het daarna begonnen?"
"Nee, het was al eerder."
"En nu?"
"Nu heb ik het niet. Zul je altijd zien, kom je bij de dokter, is het over. Je bent nog wel jong trouwens."
"Ja, dat hoor ik wel vaker. Heeft u nog andere klachten?"
"Nee, eigenlijk niet. Heb ook geen koorts, maar dat heb ik nooit hoor, ik maak geen koorts."
"Waarom komt u nu?"
"Nou, ik ben pas gestopt met roken, ik dacht, dan gaat het misschien weg. Maar het blijft toch steeds terugkomen. Toen zei mijn vriendin dat ik maar eens naar de dokter moest gaan, dus hier zit ik dan. Normaal kom ik niet zo snel, meestal gaat het allemaal vanzelf wel over."
"Wordt het erger bij inspanning?"
"Ja, inderdaad! Ik ben daarom maar met de auto gekomen."
"Verdwijnt het dan als u weer rust?"
"Ik rust nooit hoor meid, ik ben altijd bezig. Ik heb een paar katten weet je,

De cardioloog is blij dat ik haar heb ingestuurd

die moeten verzorgd worden."
"Ik bedoel, als u zit, verdwijnt de pijn dan weer?"
"Nou het is niet echt pijn hoor, meer een druk."
"Verdwijnt die druk als u gaat zitten?"
"Ja. En vorige week had ik het ook een keer toen ik voor de tv zat te kijken."
"Wat heeft u toen gedaan?"
"De serie afgekeken. Wijntje genomen. Daarna mijn armen alle kanten uit bewogen, toen was het weg."

Bij het lichamelijk onderzoek is de bloeddruk hoog. Met veertig jaar roken erbij is de optelsom gauw gemaakt. Het is goed mogelijk dat het hart af en toe zuurstofgebrek heeft, waardoor een druk op de borst ontstaat. Als ik vertel dat ik haar daarom naar het ziekenhuis wil sturen, voor bloedonderzoek en een hartfilmpje, kijkt ze verbaasd.
"Ik heb nu geen last! Kan dat niet tot morgen wachten? Vanmiddag krijg ik bezoek, ik heb net een nestje jonge katjes, ik ga nu echt niet naar het ziekenhuis hoor."
"Ik begrijp dat ik u overval. Maar ik denk dat het van het hart is. Dat moeten we zeker weten. Vanaf nu gaat er veel gebeuren, laat het over u heenkomen. In het ziekenhuis gaan ze uitgebreid nakijken of het zo is. Zo niet, dan bent u gauw weer thuis."

Ze blijkt inderdaad een dreigend hartinfarct te hebben. De cardioloog is blij dat ik haar op het verhaal heb ingestuurd. De dag met de volle spreekuren sluit ik af met een voldaan gevoel. Vandaag heb ik in ieder geval voor één patiënt verschil gemaakt. ■

Huiselijk geweld

*D*e patiënte is er zelf nog nooit over begonnen. Ik vraag er wel eens naar, onbeholpen en aarzelend. Schroom van twee kanten maakt een gesprek haast onmogelijk. Na een boeiende en verhelderende terugkomdag over het onderwerp krijgen wij, huisartsen in opleiding, handvatten mee. Casussen en gegevens die duidelijk maken dat wij vaker zelf naar dit moeilijke onderwerp moeten vragen. In de praktijk zijn het echter niet de geleerde handvatten die tot het onderwerp leiden, noch het gegeven dat de patiënte voor de vierde keer vanwege duizeligheid komt. Het zijn de financiën die ons op het onderwerp brengen.

"Voor de duizeligheid kan ik geen lichamelijke oorzaak vinden, soms kan spanning zich zo uiten, kan dat bij u ook zo zijn?"
"Ik heb geen spanning." De vrouw van veertig kijkt me vanachter haar brillenglazen strak aan. Ik kijk terug. Het blijft lastig om meer dan een paar seconden stil te zijn, maar soms breekt toch iets open.
"Ik wil wel bij hem weg, maar financieel trek ik dat niet." De woorden zijn eruit geperst.
"Hoe bedoelt u?"
"Dan valt mijn inkomen weg."
"Waarom wilt u bij uw man weg?"
"Om hem te laten schrikken."
"Schrikken?"
"Ja. Dan zal hij weten dat hij niet zonder mij kan."
"Dus u wilt bij hem weg om hem te laten beseffen dat hij niet zonder u kan?"
"Ja."
"En u?"
"Ik zal hem veranderen."
"Wat moet er veranderen?"
"Dat hij zijn handen thuis houdt."
"Wat doet hij dan?"
Ze buigt zich voorover en leunt op het bureau.
"Hij kan heel kwaad worden als iets niet gaat zoals hij wil. Hij smijt dan

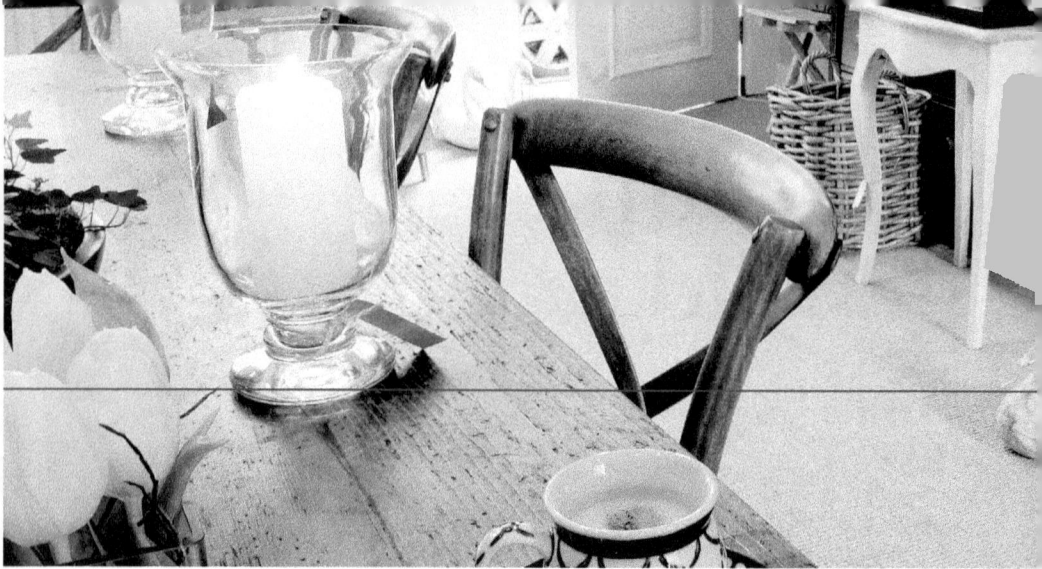

met spullen. Hij heeft het strijkijzer naar mijn hoofd gesmeten. Maar ik had daar ook niet moeten staan strijken. Ik moet zorgen dat ik dan uit zijn buurt blijf. Dan is er niets aan de hand."
We zijn allebei stil.
"Ik schrik hiervan" zeg ik ten slotte.
"Ja, dat deed ik ook in het begin. Ik dacht altijd: als me dit overkomt, dan ben ik meteen weg. Maar dat is niet zo. Hij heeft de tv op mijn voet gegooid, die was toen gebroken. Maar dat is al een paar jaar geleden. Daarna hield het een tijd op."
"Hoe lang is dit aan de gang?"
"Veertien jaar."
"En u denkt dat dit nog verandert?"
"Dat denk ik wel."

'*Hij heeft de tv op mijn voet gegooid, die was toen gebroken*'

"Bent u wel eens bang voor hem?"
"Ja, gisteren wel even ja. Toen mepte hij een paar keer. Dat lokte ik ook uit, dat moet ik wel erbij zeggen, anders hoort u maar een kant van het verhaal."
"Kan ik u nu naar huis laten gaan, ik bedoel, is het veilig?"
"Ja hoor, hij is wel weer afgekoeld."
"Maar hoe vaak moet dit nog gebeuren?"
"Vaak. Totdat hij verandert."
"En aangifte doen?"
"Nou nee, dat is niet nodig. Ik los dit zelf wel op. Hebt u niet wat tabletten om tot rust te komen?" ∎

Geef het door

Onlangs heb ik een hevige, innige relatie met de toiletpot gehad. Gelukkig was het kortstondig, maar toch lang genoeg om vanuit bed, met uitzicht op de bijna kale bomen en voorbijvarende wolken, te mijmeren over ziek zijn. Verschillende patiënten passeerden de revue, ergens was ik ook benieuwd hoe ik aan dit virusje was gekomen. Het was niet van de man die een paar dagen eerder het spreekuur bezocht vanwege diarree na tropenbezoek. Hoewel zijn vakantie vier maanden eerder was, kan een Giardia toch zo lang meegaan. De uitleg hoe de ontlasting op te vangen in het potje met spateltje werd met humor ontvangen. Het is inderdaad een gedoe en niet erg smakelijk. De andere dag verscheen een student die net op kamers woonde. Zijn ouders hadden hem opgehaald omdat hij vier dagen braakte. Hij was zo lang dat zijn benen over de onderzoeksbank hingen en zo dun dat zijn buik gemakkelijk te onderzoeken was. Hij had de gewoonte om na het snijden van kipfiletjes zijn vingers af te likken. Een campylobacter geniet van deze aangeboden lift en doet zijn werk wel. Het potje met spateltje heb ik hier maar achterwege ge-

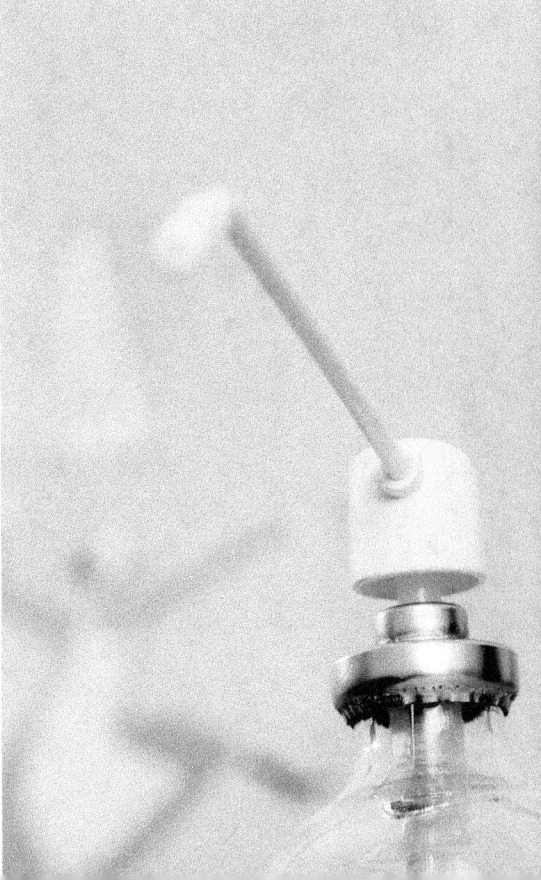

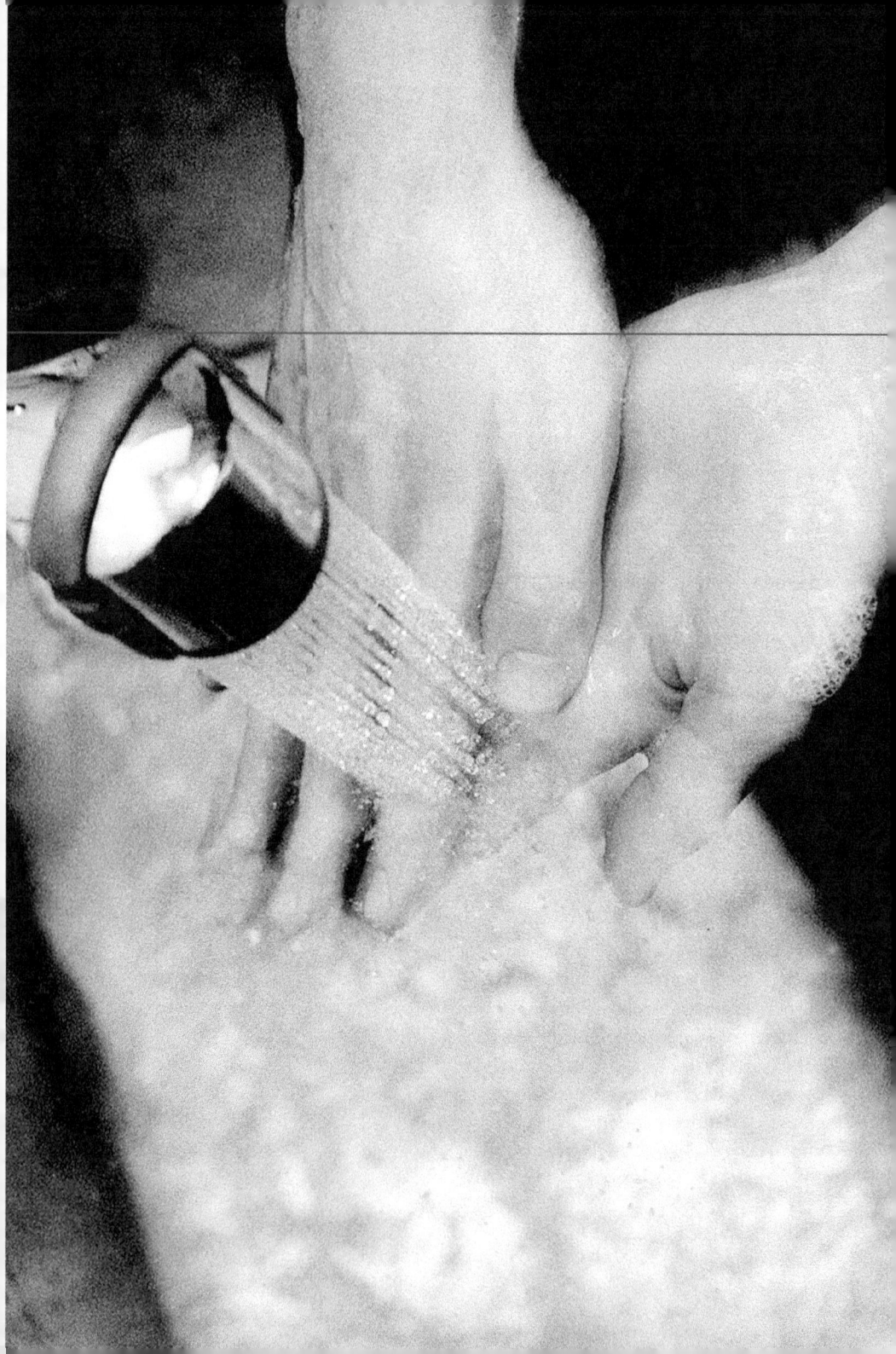

laten, uitleg over koken voor beginners volstond.

Het was ook niet van de vrouw die we tijdens de avonddienst op de leren bank in haar huisje troffen: bleek, klam en suf gebraakt.

De echtgenoot had gebeld; een beetje braken na een maaltijd kan nog wel, vertelde hij, maar de heftigheid van het overgeven en de apathie die erna ontstond, hadden hem ongerust gemaakt. Hij toonde een emmer: "Kijk, dit hebben we vanavond gegeten." Mosseltjes dreven rond. Een acute allergische reactie hierop kende ik alleen uit de boeken. Met spoed is de vrouw naar het ziekenhuis gebracht, na de nodige medicatie en vochttoediening. Mosselen heb ik sindsdien niet gegeten. Bij de volgende patiënt die in gedachten kwam, een kindje van anderhalf met diarree, waren het vooral de ouders die onder de ziekte leden. Zij hadden een nacht nauwelijks geslapen door steeds uit bed te gaan om te kijken hoe het met het meisje ging. Gelegen in de armen van moeder zag het meisje weliswaar bleek, maar het was levendig genoeg om aan de stethoscoop te trekken toen ik haar onderzocht. Zij had inmiddels geen koorts meer en was niet uitgedroogd. Een compliment voor hen die af en aan met ORS hadden gelopen. De ouders sterkte wensend ging de dienst verder. De volgende visite was al aangekondigd, ik at snel mijn boterham in de auto.

Snel in de auto gegeten...Heb ik mijn handen wel gewassen? Ongetwijfeld heb ik door deze actie ook werk gegenereerd! ■

> *Een acute allergische reactie kende ik alleen uit de boeken*

IJsbreker

Tijdens de lessen consultvoering leren we structuur, om het consult efficiënt te laten verlopen. Het zijn ongeveer vijftig onderdelen die, idealiter, in tien minuten aan bod komen. Vasthouden aan deze structuur wordt regelmatig door video-opnames geevalueerd, met de opleider en op de wekelijkse terugkomdagen. De apotheose is de consultvoeringstoets, waarin beoordeeld wordt of aan de geleerde structuur wordt voldaan. Een onderdeel dat niet in de lijst staat, maar die wel ruimte en verdieping kan geven, is de ijsbreker.

In een samenspel van open en gesloten vragen ontrafelen we het probleem waarmee de jonge vrouw op het spreekuur komt. Kort ruitjesjasje, een bos donkere krullen en een grote zwarte aktetas op de stoel naast haar. Ze heeft last van de maag en wil weten hoe ze ervan af komt. Omdat niet duidelijk is wat de klacht uitlokt, lopen we samen een dag door. Ontbijt slaat ze over, rond tienen neemt ze koffie en een plak ontbijtkoek; van gisteravond passeert het hele menu. Het blijft allemaal vrij zakelijk. Dan vertelt ze hoe de lunch op het werk verloopt. "Kijk, 's middags kan mijn maag ook opspelen, gisteren at ik een paar boterhammen met hagelslag bijvoorbeeld." Ik zie de losse hagelslagkorreltjes in het boterhamzakje voor me.
"Wat voor soort hagelslag?"
"Nou gewoon...melk..."
We kijken elkaar aan en schieten in de lach. Het ijs is gebroken.
Op de onderzoeksbank blijft ze grinniken.
"Dat was echt een goeie. Kon ook nog kwinkslag zijn."
We besluiten dat ze een paar weken de koffie en frisdranken met prik achterwege laat.
Een tijdje later zit ze in de wachtkamer. Als ik haar binnenroep, schudt ze me de hand:
"Ja, van die hagelslag hé!"
Ze komt nu voor een koortslip.

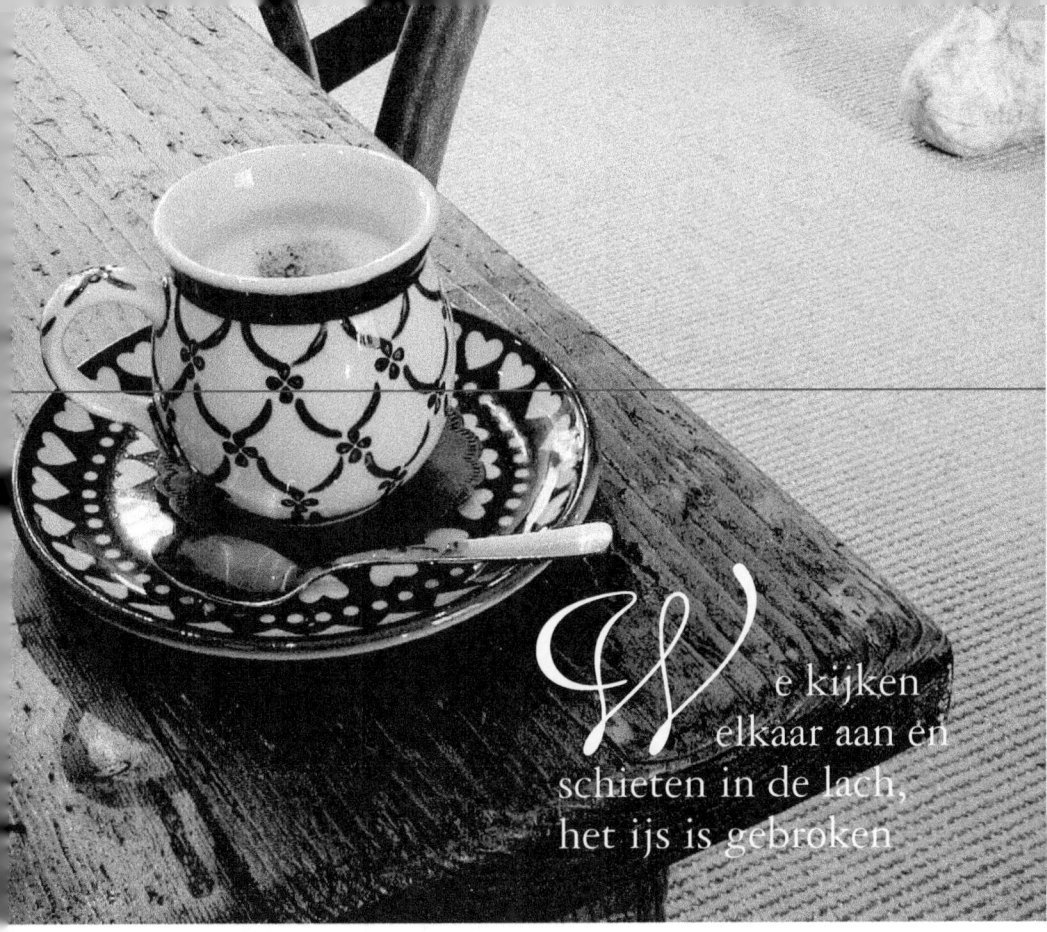

We kijken elkaar aan en schieten in de lach, het ijs is gebroken

"Het is hinderlijk bij mijn representatieve functie, hoe kom ik hiervan af."
Als ik vertel dat een verminderde afweer mee kan spelen en vraag of dat bij haar het geval kan zijn, is ze stil.
"Ik maak me wel druk volgens mijn vriend."
"Oh ja?"
"Eigenlijk speelt het al een jaar."
Omdat het ijs eerder al gebroken was, kon ik nu vragen: "Wil je het vertellen?"
Wat volgt is een verhaal over een verbroken contact met de ouders. Pogingen om contact te leggen via de post zijn ongeopend teruggestuurd. De telefoon wordt niet opgenomen als ze belt, of wordt neergelegd als ze vanaf een ander toestel belt. We bespreken hoe het voor haar is en hoe ze hiermee omgaat. Een oplossing is er niet direct.
"Het is al fijn om het even te vertellen, mijn vriend wordt er een beetje gestoord van als ik het er steeds over heb." ■

Verpleeghuis

Levenskunst

"Lekker ben ik niet. Weken heb ik moeite om uit bed te komen en eigenlijk lig ik hier wel prima zo. Die eik is een goed uitzicht, zo met de rijp erop. Er liggen wat boeken om me heen. Niet dat ik nu veel lees. Naar buiten kijken is zo veel mooier, de lichtval verandert steeds. Nu met die laagstaande zon zijn de stralen bijna horizontaal, ziet u dat?"

Ik zie het schijnsel van de winterzon, net boven de huizen uitkomend. Het is inderdaad fijn om hier naar buiten te kijken. 's Morgens is het donker bij het rijden, 's avonds ook.
"Een mooi uitzicht heeft u hier."
Ze knikt. Ze heeft stralende ogen, haar gezicht toont de sporen van vele uren zon, de handen het eelt van een buitenmens. De heersende buikgriep kan

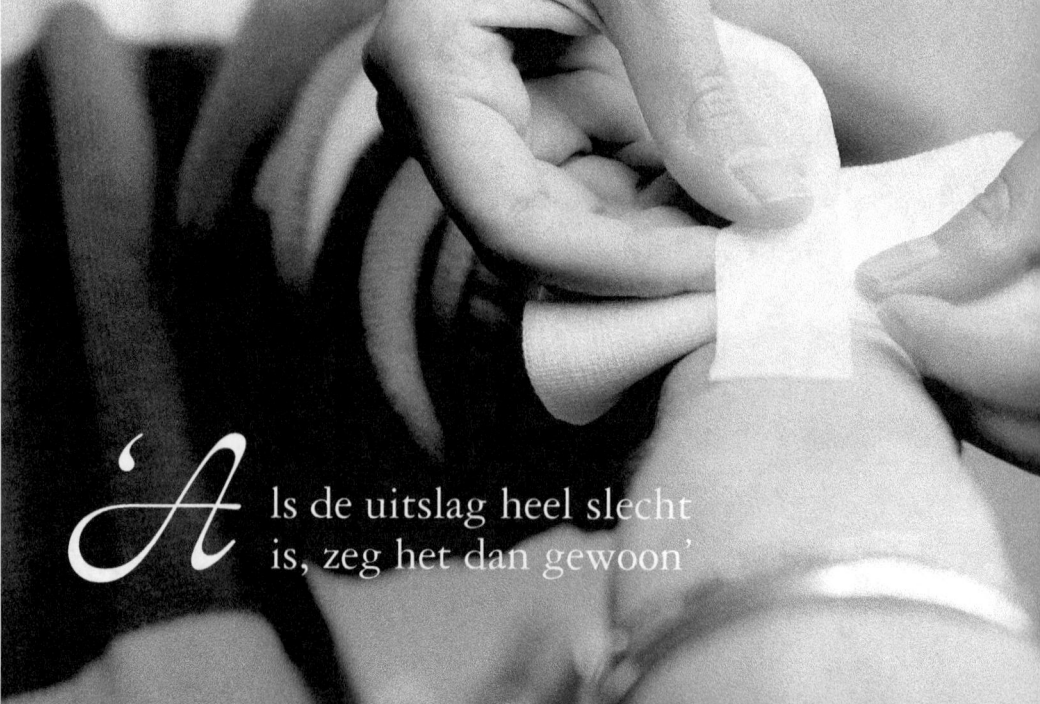

'Als de uitslag heel slecht is, zeg het dan gewoon'

gemakkelijk voor uitdroging zorgen, dus ik stel een paar vragen en kijk haar na. Vanwege de medicijnen die ze gebruikt, doe ik een voorstel.
"U bent nu niet uitgedroogd, maar u bent ook nog niet opgeknapt na die paar dagen ziek zijn. We kunnen het aankijken of bloedonderzoek doen om te zien hoe het met de zouten in het bloed is en hoe de nieren werken."
"Ik vind het prima dokter. Die zouten zijn wel eens uit balans geweest. Als er wat aan gedaan kan worden, is dat fijn. Maar u gaat me wel iets beloven."
"Ja?"
"Als de uitslag heel slecht is, zeg het dan gewoon. Ik heb een mooi leven gehad. Eenentachtig jaar is toch ook niet niks. Ik accepteer het als het einde nadert, en dan wil ik het graag weten."
"Dat spreken we af."
Het leven in een verpleeghuis, met het delen van een kamer, het tot een paar vierkante meter gereduceerd zijn van het eigen terrein, het mee eten met mensen die je zelf niet uitgenodigd hebt, kletterende wasbakken, wisselende mensen aan je bed.
"Hoe vindt u het hier?"
"Ik word goed verzorgd, natuurlijk hebben de meisjes het druk en is er te weinig personeel. Maar het is goed zo."
"Ik ben onder de indruk van uw vermogen om blij te zijn."
"Ik heb een gelukkig leven gehad. En ik heb nog wat eigen spulletjes om me heen."
Ze kijkt rond in haar kamer.
"Het is u gelukt om een heel eigen sfeer te creëren."
Een foto op een donkerhouten boekenkastje trekt mijn aandacht. Ze volgt mijn blik.
"Ja, dat is mijn man. Dat was echt een lieverd. We hebben toen we getrouwd zijn, één ding aan elkaar beloofd. Een ruzie goedmaken vóór het slapen gaan. Dat is ons in zesenveertig jaar lang altijd gelukt, behalve één keer. Eén keer. Ik vind dat geen slecht resultaat."
Ze lacht aanstekelijk. ■

Afronding

Inhoud en vorm

Alles loopt op rolletjes. Na meer dan duizend dagen huisarts in opleiding is de finish in zicht! Een heerlijk gevoel draag ik met me mee, een mengeling van trots en blijheid. Het betekent ook het einde van de terugkomdagen, de wekelijkse bijeenkomsten onder begeleiding van een huisarts en een gedragswetenschapper. Op die terugkomdagen bespreken we in groepen van ongeveer twaalf aios onze ervaringen, krijgen of geven we onderwijs en bespreken we video's van onze consulten. Wetenschappelijke vorming staat hoog in het vaandel evenals je persoonlijke vorming. Het is een mooie opleiding.

Een maand eerder was het laatste verslag ingeleverd, zoals het hoorde. Het moest gaan over de laatste zes weken specialisatiestage, met een kritische beoordeling van drie wetenschappelijke artikelen. Volgens de instructies moest het eerst aan de groepsbegeleiders gestuurd worden. Ik hoorde niets van hen terug, en onder het motto 'Geen bericht goed bericht', stuurde ik het een week later naar het instituut.

Blij thuisgekomen lees ik mijn mail. Er zit er één bij van het instituut. Het verslag is nagekeken door een wetenschappelijk medewerker. Ik ben verheugd dat iemand de moeite heeft genomen het te lezen. Met zoveel ingediende verslagen lijkt me dat bijna niet bij te benen. Het is eerder gebeurd dat een verslag geschreven werd en opgeborgen zonder iets terug te horen. In de vaart der opleiding valt dat niet zo op, maar nu ben ik wel benieuwd. Zou het de lezer opgevallen zijn dat één referaat al gepubliceerd is? De mail blijkt een verzoek of ik het verslag wil aanpassen, 'voor de goede orde'. Een paragraaf over behaalde leerdoelen is er niet – omdat daar in de tweede week van de stage nog weinig daarover gezegd kan worden. Over de inhoud van het verslag en kwaliteit van de referaten geen woord.

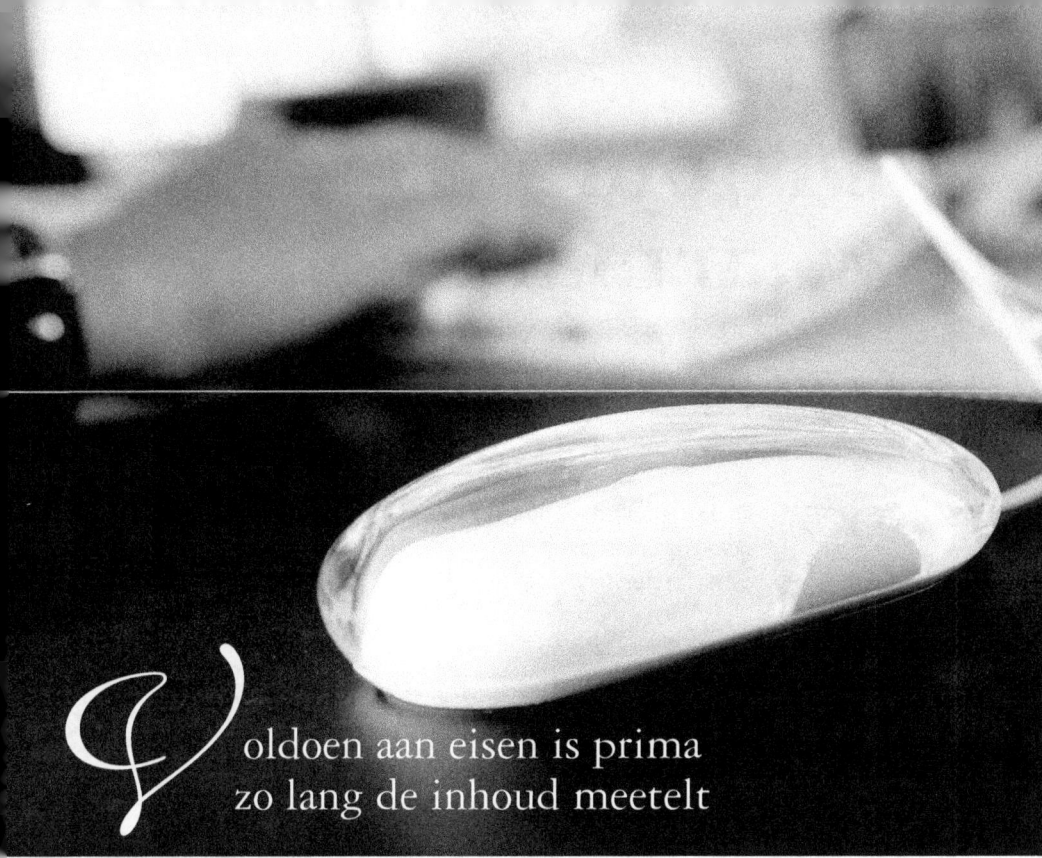

Voldoen aan eisen is prima zo lang de inhoud meetelt

Nu maak ik me zorgen over de huisartsopleiding. In de afgelopen drie jaar is de aandacht verschoven van kennis en vaardigheden opdoen naar voldoen aan eisen. Voldoen aan eisen is prima, zo lang de inhoud meetelt. Maar die lijkt er steeds minder toe te doen. Zo kregen we het laatste jaar regelmatig opdrachten. Het systeem werkt zoals op de middelbare school. Als je een zin schrijft over een melding van een bijwerking van een medicijn, krijg je een punt. Schrijf je die zin in het dossier van de patiënt en print je dat uit, krijg je nog een punt. Zo verzamel je een opleiding bij elkaar, als stickers in een plakboek.

De handeling op zich, het melden van een bijwerking, is een goede oefening. Maar voor de vorm daar een verslag over schrijven en zo punten verzamelen, is bezigheidstherapie. Niet alleen voor degene die het moet doen, maar ook voor degene die het nakijkt. Want afvinken lijkt me geestdodend en weinig inspirerend. Terwijl er zoveel prachtigs te maken is van een opleiding die leidt tot het meest geweldige vak, huisarts!

Droom waarmaken

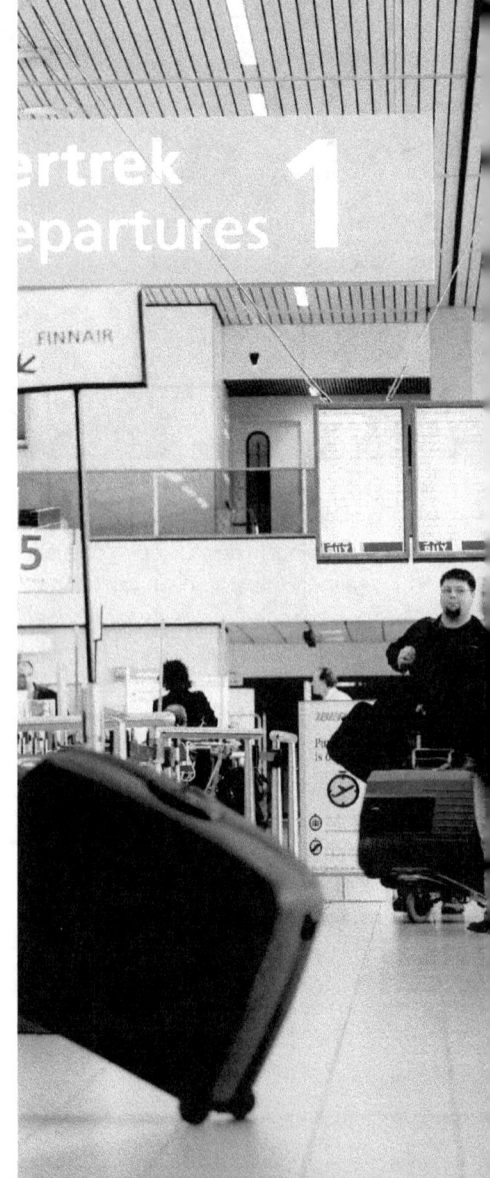

"Zijn de shirts allemaal honderd procent katoen? Synthetische stof droogt sneller maar is bloedheet in die hitte."
"Hoe is regenwater het beste te zuiveren, met of zonder kool, of toch met chloor?"
"Kun je ORS zelf maken? Al die zakjes gaan we niet mee nemen. Wel wat bouillonblokjes of zouden ze die daar ook hebben? Je verliest natuurlijk wel veel zout als je zweet en dan kun je je heel slap voelen. We nemen een paar blokjes mee, voor de eerste tijd."
Een ongebruikelijke stap is ook een stap. De huisartsopleiding is afgerond, het leven van de huisarts lonkt. Wordt het eerst waarnemen of toch loondienst? Welke huisarts gaat binnenkort met pensioen en wil de praktijk overdragen? Er wordt tussen de pas afgestudeerde huisartsen veel uitgewisseld over soorten praktijken, assistenten en hoe de financiële zaken te regelen. Een nieuwe wereld gaat voor ons open, zelfstandig ondernemer en volwaardig huisarts. Bo-

vendien is de markt goed, zo luidt het. Ik hoop dat dit over een paar jaar nog zo is.

"Heb jij die klamboe geïmpregneerd?"
"Je kunt er ook voor kiezen om een gewone klamboe mee te nemen en dan zorgen dat je er niet tegenaan ligt."
"Ze hebben daar geen fatsoenlijke matrassen, neem maar twee matrassen mee."
"Hoe pak je dat in? Opvouwen? Die dingen zijn veel te zwaar en de luchtvracht moet aan bepaalde afmetingen voldoen toch?"

Nog niet ingebed in een praktijk, nog geen vaste patiëntenpopulatie waar ik aan gehecht ben, ook nog geen duizend verplichtingen. Wel een lang bestaande wens om een bijdrage te leveren aan de gezondheidszorg in de tropen. Het is een van de redenen geweest om als achttienjarige te kiezen voor geneeskunde. Na het artsexamen kwam de volgende etappe. Vrolijk met een scalpel zwaaien deed ik niet, dus tropenarts was geen optie. Het huisartsenvak is een mooie basis om vanuit weg te gaan en weer naar terug te keren, praktisch en breed, met oog voor de hele mens in zijn context. Nu is het beste moment om te gaan.

"Hier heb je een potje pindakaas gemaakt van cashewnoten, zul je daar niet hebben."
"Er is daar niet veel, haast niets, maar volgens het gidsje, cashewnoten volop..."
"Oeps. Ik heb ook nog een paar hoofdlampjes, neem maar mee, altijd handig als er geen licht is en je 's avonds toch naar buiten moet."

Na lang zoeken naar een geschikte plek is het gelukt. Samen met mijn man vertrek ik voor een paar jaar naar Mozambique. Een groot contrast met hier, een uitdaging en een niet gebaand pad. Maar een motto van Paulo Coelho past hier goed: 'Juist de mogelijkheid om een droom waar te maken, is wat het leven interessant maakt'.

Valkuil

Eén voor één druppelt de wachtkamer langzaam leeg. De tijdschriften met hun lonkende opdrukken liggen verspreid op tafel. De stoeltjes zijn origineel maar de ontwerper heeft er waarschijnlijk niet lang zelf op gezeten. Een aardig deuntje dringt door, de radio staat aan. Ook dat is investeren, zo leerden wij bij het inrichten van een eigen praktijk.

"Hoe gaat het?"
"Goed, ik ben net klaar met de huisartsopleiding. We vertrekken binnenkort voor een paar jaar naar Afrika, om daar te werken. Ik heb wat vaccinaties nodig en vanuit de organisatie wordt een kleine keuring aanbevolen."
"Oh, dat is goed. Wat wil je nagekeken hebben?"
"Hart, longen en gewicht misschien. Wat doe je normaal gesproken bij iemand die zoiets gaat doen?"
"Ik zou nog de bloeddruk meten."
"En wat voor lab doen we?"
"Wat algemeen lab, het is vooral als referentie. Ik heb het formulier al ingevuld, kijk."
"Ja, dat zou ik ook doen, meer is niet nodig."
Bij collega's onder elkaar is er het risico te veel of juist te weinig te doen. Het is een valkuil waar we ons beide bewust van zijn.

Tijdens het onderzoek zucht ik zo goed mogelijk door, en hou mijn adem in als dat nodig is. Het valt me op hoe fijn het is om aandachtig nagekeken te worden. Het geeft vertrouwen en rust in deze woelige tijd voor vertrek. Tegelijkertijd vraag ik me af of ik dat bij alle patiënten zelf ook zo doe.

"Dat is goed allemaal. We zullen die vaccinaties bestellen. Denk je ook aan malaria?"
"Ik ben al begonnen met malariapillen om te kijken hoe ze bevallen."
"En?"
"Ik heb sindsdien slecht geslapen en ik

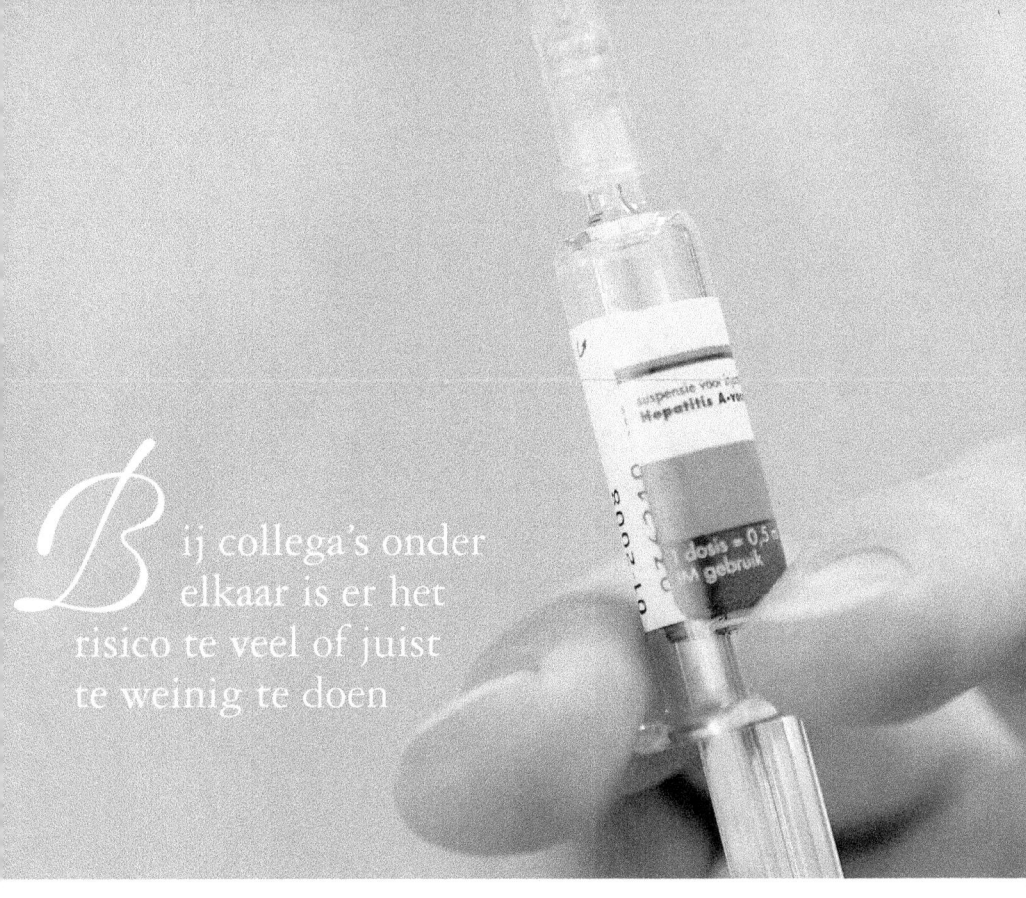

Bij collega's onder elkaar is er het risico te veel of juist te weinig te doen

heb me een paar keer heel vreemd gevoeld."
"Dat is vervelend."
"Ja, dat kun je wel zeggen."
"Hoe wil je verder?"
"Ik denk dat het slechte slapen ook door al het organiseren kan komen, we moeten een hoop snel regelen. Bovendien is het misschien niet gek om je vreemd te voelen als je alles een paar jaar achterlaat. Ik heb bedacht dat het een combinatie van dingen kan zijn en dat het niet alleen aan die pillen ligt. Even afwachten maar, zo zou mijn beleid zijn."
"Dat zou ik ook voorstellen. In de statistiek zien we geen verschil in de bijwerkingen van de verschillende middelen. In de praktijk is de uitwerking bij iedereen anders. Je lichaam kan er zeker aan wennen. Bovendien heb je weinig keus."
"Als ik kabouters ga zien, laat ik het wel weten."
"Die zou je nu wel kunnen gebruiken met al dat inpakken!"

GPSR Compliance

The European Union's (EU) General Product Safety Regulation (GPSR) is a set of rules that requires consumer products to be safe and our obligations to ensure this.

If you have any concerns about our products, you can contact us on

ProductSafety@springernature.com

In case Publisher is established outside the EU, the EU authorized representative is:

Springer Nature Customer Service Center GmbH
Europaplatz 3
69115 Heidelberg, Germany

www.ingramcontent.com/pod-product-compliance
Lightning Source LLC
LaVergne TN
LVHW010302260326
834688LV00044B/1419